YOGA
au fil des jours

Du même auteur

Respire, Éditions Michel Lafon, 2016

STÉPHANE HASKELL

YOGA au fil des jours

108 PENSÉES ET POSTURES

PRATIQUE

Michel LAFON

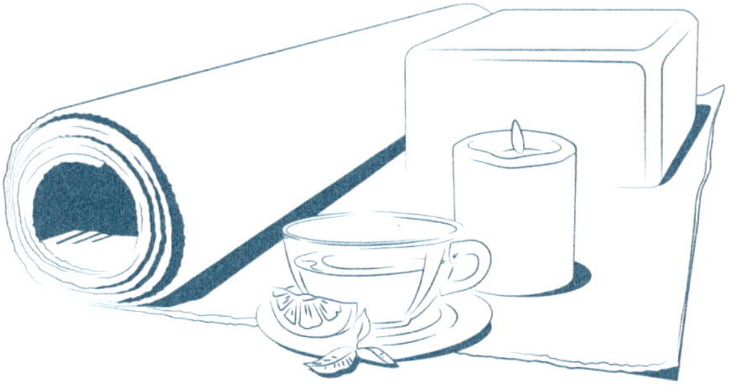

Illustrations de Sally Bornot

118, avenue Achille-Peretti – CS 70024
92521 Neuilly-sur-Seine Cedex

www.michel-lafon.com

Ce livre est dédié à ma chienne Electra
qui m'a appris à bien faire
Adho Mukha Svanasana !

Préface

Lorsque j'ai rencontré Stéphane, à l'été 2015, les points communs entre nos parcours respectifs et l'importance que le yoga a eue dans nos vies nous ont d'abord surpris, puis émus, amusés et rapprochés, jusqu'à créer une amitié personnelle et une complicité professionnelle. Loin d'enseigner le yoga dans un studio, Stéphane œuvre autant, si ce n'est davantage, pour diffuser le yoga dans nos sociétés modernes, hyperactives et en recherche de sens. Par son parcours hors norme et, à l'origine, bien éloigné de l'hygiène de vie yogique ou de la philosophie orientale, il est la preuve que cette pratique peut soigner et aider à vivre mieux, avec soi et avec les autres. Sans être un professionnel du yoga, il rend celui-ci accessible au plus grand nombre, même à ceux qui le voient comme un « truc de hippies » ou un « sport de fille ». Dans *Respire*, son témoignage très personnel et son tour du monde des lieux les plus inattendus où le yoga s'est enraciné, il en a révélé les innombrables bienfaits et a contribué à tordre le cou aux préjugés. Par ce petit livre, qui ne se veut ni un traité anatomique, ni un guide très détaillé pour pratiquants avancés, il montre comment le yoga peut influencer vos choix de vie, vos manières de réfléchir et de réagir, pour vous placer sur un chemin plus apaisé.

L'originalité de la démarche de Stéphane, qui est un point sur lequel nous nous retrouvons pleinement, est peut-être la distance, à la fois rationnelle et amusée, prise quant à certains détournements du yoga. Je me souviens de nos fous rires complices en observant des comportements extrêmes ou à l'écoute de discours parfois un peu artificiels. Loin des gourous et de la « starification » du yoga à l'américaine, Stéphane vous offre ici un guide simple, pas à pas et jour après jour, pour intégrer un peu de la sagesse physique et intellectuelle du yoga à votre quotidien.

Qu'il ait sollicité mon aide pour s'assurer que les exercices qu'il propose sont bien adaptés aux débutants et corrects anatomiquement témoigne encore de son désir de mettre le yoga à la portée de tous.

Victime d'un accident grave moi aussi, je me suis rééduquée grâce au yoga, j'en ai ressenti dans ma chair les effets thérapeutiques. Son impact a été tel sur ma santé que j'ai voulu introduire cette pratique dans les entreprises. Car personne, je crois, ne peut faire l'expérience profonde des effets du yoga sans avoir envie de rendre un peu de ce qu'il en a retiré, en partageant ses enseignements autour de lui. Voyons si la contagion vous atteindra aussi !

Anne-Charlotte Vuccino

Introduction

Il y a des mots qui tuent et des mots qui soignent. Il y a des paroles qui aident, qui font du bien et qui deviennent des instruments de pensée et de croissance. C'est au cours d'années de convalescence et de guérison que j'en ai compris l'utilité. Après de graves opérations du dos qui m'ont paralysé durant plusieurs mois, suivies d'années de douleurs chroniques, c'est grâce à la pratique du yoga et de la méditation que j'ai pu retrouver une mobilité du corps et… de l'esprit.

Il semble que ce soient ces années « d'apprentissage » qui m'aient forcé à opérer un changement dans ma perspective existentielle. Certains jours, c'étaient seulement un ou deux centimètres dans une posture qui pouvaient faire voler en éclats un trauma physique ou psychologique. Car tout est lié. C'est au gré de mes enseignements et de mes lectures que j'ai glané ces citations et pensées. Chacune résonne profondément en moi et je souhaite qu'elle le fasse chez le lecteur aussi. Si elles sont au nombre de 108, c'est qu'il s'agit d'un chiffre sacré aux nombreuses significations. Ma préférée est celle selon laquelle le Bouddha aurait traversé 108 épreuves avant de trouver l'Éveil.

Certaines « paroles » ont commencé à perdre de leur opacité avec ma pratique du yoga. D'autres, dont l'apparente simplicité m'énervait au plus haut point, ont fini par m'apaiser. Elles sont devenues des petites balises qui éclairent mon chemin. Aujourd'hui, elles m'aident à progresser et à me recentrer quand mes pensées s'égarent dans trop d'obscurité. C'est la plus courte d'entre elles qui m'a été la plus longue à digérer : « Accepter, c'est comprendre. » Bondissant sur le « pourquoi » avant d'arriver à l'acceptation d'un événement, ma vie avait une cruelle propension à voir des erreurs se répéter avec une fascinante logique. Puis la tendance s'est inversée quand j'ai commencé à « accepter » avant d'essayer de « comprendre ». Merci, saint Augustin !

Mais le verbe sans l'action, il n'en resterait pas grand-chose, et sans pratique régulière, quelle qu'elle soit, nos corps et nos esprits tendent à fléchir. Intégrer une phrase par le geste, voilà une pratique complète. C'est pourquoi chaque pensée s'accompagne d'une posture de yoga. Je les ai expérimentées par degré de difficulté, au cours de mes années de guérison. À vous de dérouler votre tapis…

« Il y a toujours mille soleils à l'envers des nuages. »

Proverbe indien

jour 1 *

« Le bonheur, c'est de continuer à désirer ce que l'on possède. »
Saint Augustin, philosophe et théologien romain (354-430)

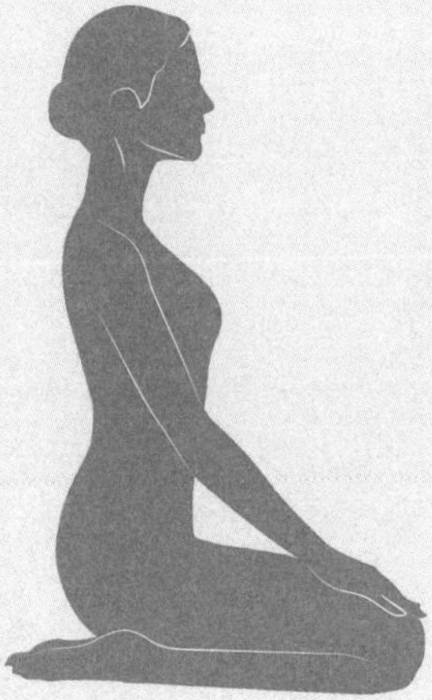

POSTURE DU DIAMANT *(VAJRASANA)*

Mettez-vous à genoux, les fesses sur les talons. Vous pouvez installer une couverture sous vos cuisses afin de soutenir tibias, genoux et orteils.

Le dos bien droit, ouvrez bien le plexus et les omoplates.

Joignez vos mains ou posez-les sur les cuisses.

Restez ainsi pendant trois minutes environ en pratiquant des respirations profondes, les yeux fermés.

* Toutes les pages sur un fond bleu clair indiquent les postures de référence, que vous retrouverez régulièrement au cours de votre lecture.

jour 2

« Le feu n'a plus de fumée quand il est devenu flamme. »
Djalâl Ad-Dîn Rûmî, poète persan (1207-1273)

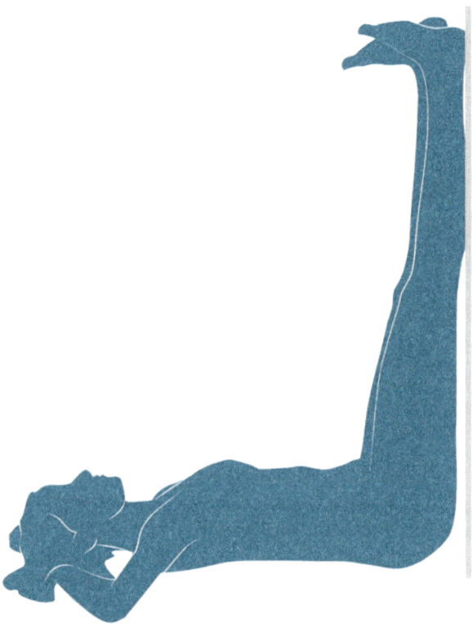

POSTURE DE LA DEMI-CHANDELLE *(VIPARITA KARANI)*

Vous êtes allongé sur le dos, les jambes en l'air plaquées contre le mur, les pieds flex (le bassin n'est pas collé au mur).

Vous pouvez placer un coussin sous votre tête.

Soyez conscient à chaque souffle et relâchez les tensions du corps.

Vous pouvez l'effectuer chaque soir avant de dormir.

C'est une position de détente par excellence.

jour 3

« Si je reste assis,
Si tu restes assis,
Qui va se lever ?
Si je me lève, si tu te lèves,
Tout le monde se lèvera. »
Poème persan

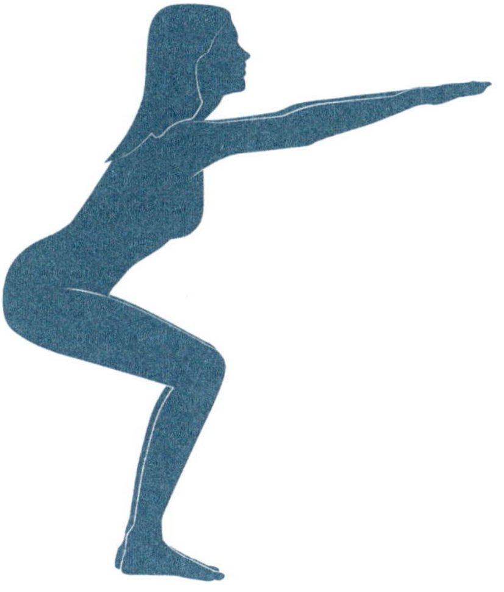

POSTURE DE LA CHAISE *(UTKATASANA)*

Debout, les jambes jointes, les bras le long du corps.

À l'inspiration, levez les bras et sentez l'étirement jusqu'au bout des doigts.

À l'expiration, descendez en flexion sur vos jambes, en levant davantage les bras, le regard vers une diagonale haute.

Mettez bien le poids du corps dans vos talons.

jour 4

« Avec du recul et mon intuition,
je prendrai ce qui m'arrive aujourd'hui
comme un outil de croissance personnelle. »
Doc Lew Childre, écrivain américain (1945-)

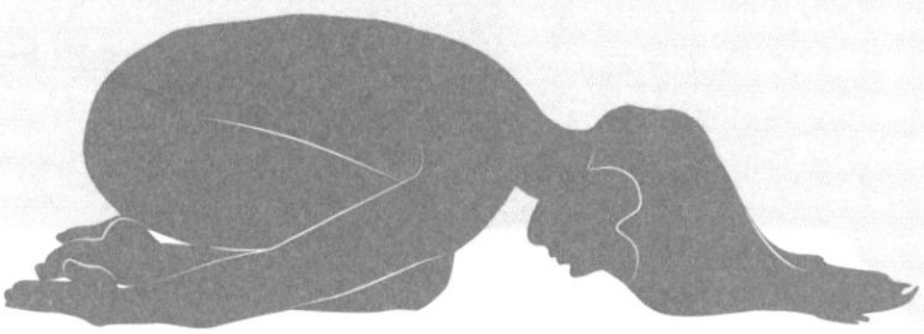

Posture de l'enfant *(Balasana)*

Installez-vous à genoux.

Joignez vos gros orteils et écartez vos talons, à l'aplomb de la largeur de vos hanches.

Sur l'expiration, posez votre buste contre vos cuisses.

Placez votre front sur le tapis en étirant la nuque, et dirigez votre coccyx vers le sol pour créer l'étirement de la colonne vertébrale.

Ramenez vos bras le long du corps, le dos des mains au sol.

jour 5

« Quel capitaine discute avec le vent ? »
Zahiri de Samarcande, écrivain persan

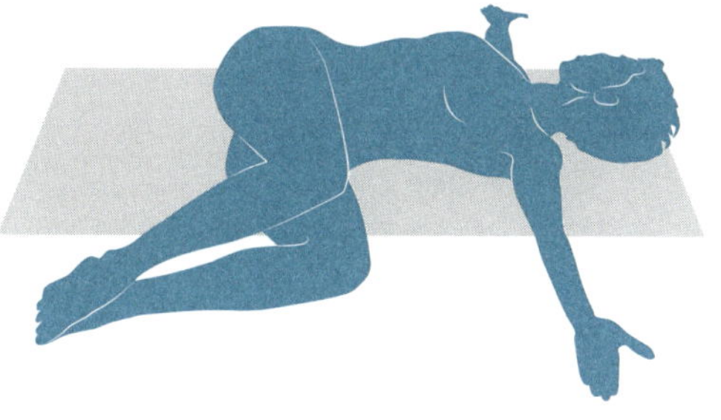

POSTURE DU VENTRE EN TORSION *(JATHARA PARIVARTANASANA)*

Allongez-vous sur le dos, les jambes pliées, en gardant les pieds au sol, et tendez vos bras en croix de chaque côté du corps.

En gardant les épaules et les bras au sol, tournez vos genoux sur un côté, tout en tournant la tête dans la direction opposée.

Maintenez la position pendant une minute, puis changez de côté.

Cette posture est idéale en cas de fatigue émotionnelle.

jour 6

« Sois patient avec tout ce qui n'est pas résolu dans ton cœur.
Apprends à aimer les questions qui sont sans réponse. »
Rainer Maria Rilke, écrivain et poète autrichien (1875-1926)

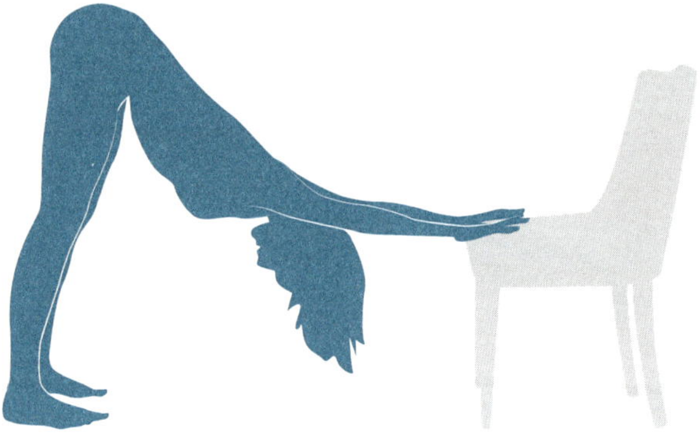

Posture du chien tête en bas, avec support *(Adho Mukha Svanasana)*

En position de L inversé, placez les mains sur le rebord d'une table ou d'une chaise, les bras espacés de la largeur des épaules, et les pieds de la largeur du bassin.

Étirez-vous sans arrondir le dos.

jour 7

« C'est le privilège de la sagesse de savoir écouter. »
Oliver Wendell Holmes,
écrivain, médecin et poète américain (1809-1894)

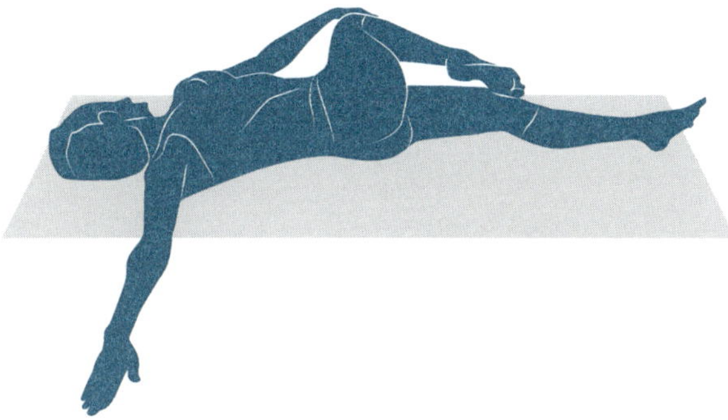

Torsion avec une jambe pliée (*Jathara Parivartanasana*)

Allongez-vous sur le dos, jambes tendues et bras en croix.

Pliez la jambe droite, tournez-la vers la gauche en un angle de 90 degrés, et placez votre main gauche sur le genou droit.

Gardez la jambe gauche tendue.

Tendez votre bras droit à l'équerre, paume au sol, et tournez la tête du même côté en dirigeant votre regard vers vos doigts. Essayez de maintenir vos épaules au sol.

Puis changez de côté.

Cette posture permet d'allonger la colonne vertébrale et de faire travailler les muscles abdominaux en douceur.

jour 8

« La peur frappa à la porte…
La foi répondit : "Il n'y a personne." »
Anonyme

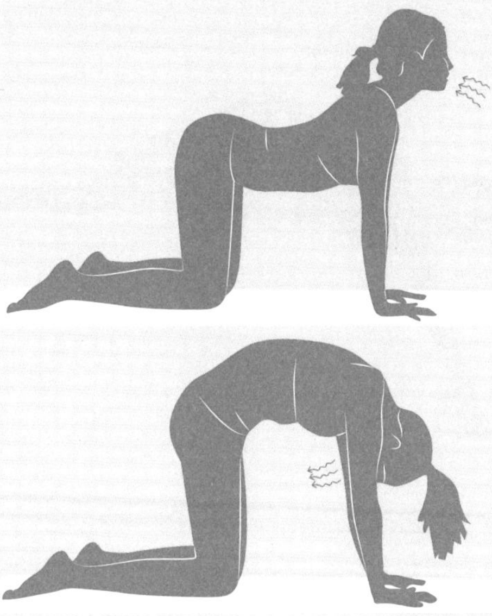

Posture du chat et de la vache (*Marjarasana*)

Installez-vous sur les genoux, les bras dans l'alignement des épaules.

À l'inspiration, creusez votre dos, et à l'expiration, faites le dos rond.

Cette posture se pratique lentement, avec une attention soutenue à la précision du geste et à la respiration.

Vous pouvez l'effectuer à volonté tous les jours.

jour 9

« On se demande parfois si la vie a un sens.
Puis on rencontre des êtres qui donnent un sens à la vie. »
Brassaï, photographe d'origine hongroise (1899-1984)

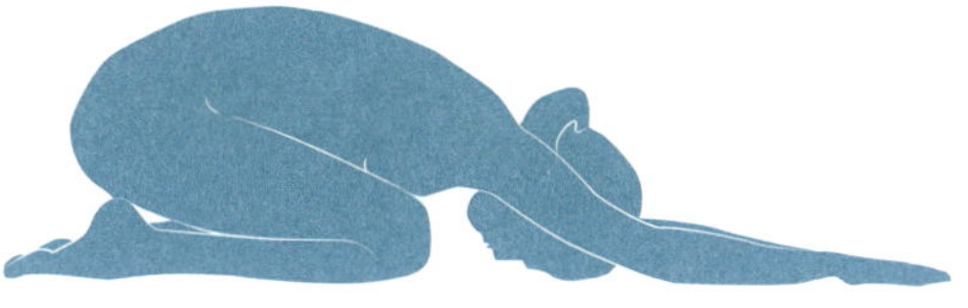

POSTURE DE L'ENFANT, BRAS TENDUS *(BALASANA)*

Reprenez la posture du jour précédent : à quatre pattes, les bras tendus dans l'alignement des épaules, les paumes des mains à plat au sol et le bout des doigts dirigé vers l'avant.

Ramenez les fessiers vers les talons en gardant vos mains bien à plat, et posez le front contre le sol.

Profitez de cette posture de détente pour étirer votre colonne vertébrale, du coccyx jusqu'à la tête.

jour 10

« C'est l'acte de pardonner qui rend possible
de penser de manière constructive au futur. »
Hannah Arendt, philosophe (1906-1975)

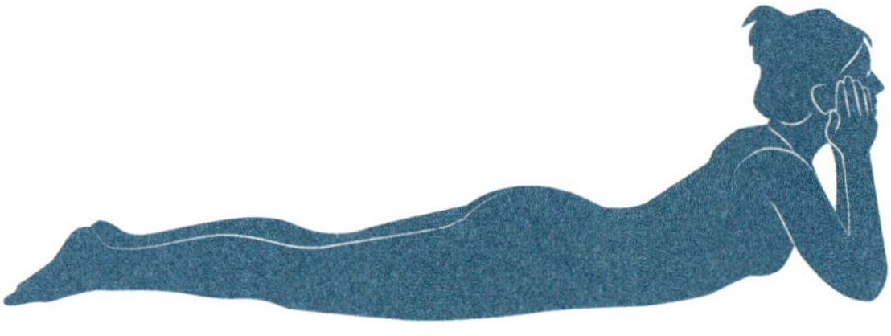

Posture du crocodile *(Makarasana)*

Allongez-vous sur le ventre.

Placez les coudes au sol, puis appuyez le menton dans le creux de vos mains.

Cette posture de relaxation est excellente pour étirer le dos et renforcer les épaules.

Rallongez-vous sur le ventre après l'exercice.

jour 11

« Accepter, c'est comprendre. »
Saint Augustin, philosophe et théologien romain (354-430)

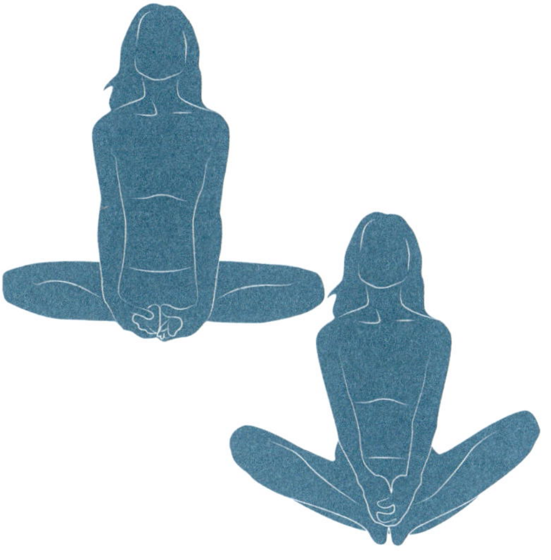

Posture du papillon (*Baddha Konasana*)

Asseyez-vous en tailleur, puis joignez vos deux pieds, les plantes bien soudées entre elles, en les maintenant à l'aide des mains.

Vous pouvez placer un support sous vos fesses, pour plus de confort.

Baissez vos genoux vers le sol, en veillant à ce qu'ils soient à la même hauteur.

Fermez les yeux et balancez vos genoux de haut en bas, pendant une minute environ. Détendez-vous.

jour 12

« Tout le malheur des hommes vient d'une seule chose,
qui est de ne savoir pas demeurer en repos, dans une chambre. »
Blaise Pascal, philosophe français (1623-1662)

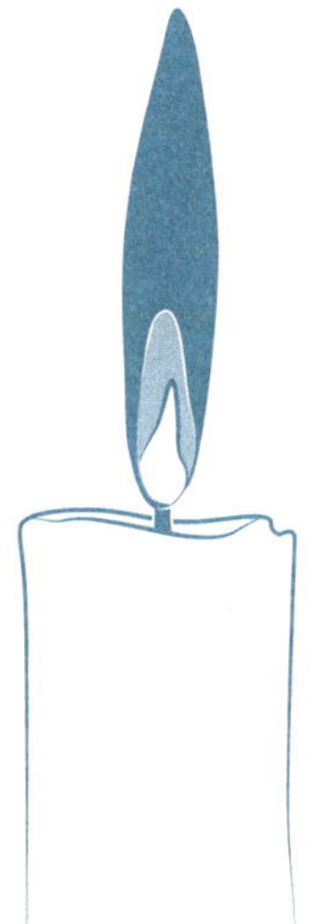

Contemplation

Allumez une bougie.

Asseyez-vous devant.

Fixez-la pendant cinq minutes en admirant le mouvement de la flamme.

jour 13

« Le jour se lève seulement à mon éveil. »
Henry David Thoreau, philosophe et poète américain (1817-1862)

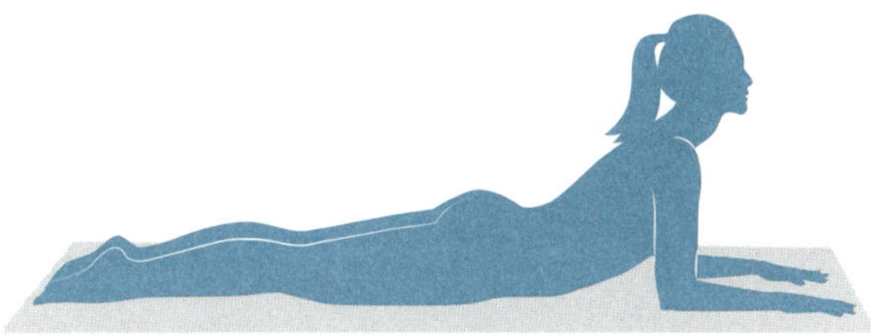

POSTURE DU SPHINX *(ARDHA BHUJANGASANA)*

Allongez-vous sur le ventre et prenez appui sur vos avant-bras, les paumes de mains bien à plat sur le sol.

Appuyez sur vos avant-bras pour créer l'étirement de la nuque vers le haut. Pour vous aider, vous pouvez fixer un point invisible à l'horizon.

Maintenez la position pendant dix respirations pour commencer. Avec de la pratique, vous pourrez rester jusqu'à une minute ainsi.

Cette posture a plusieurs bienfaits sur les organes vitaux, et permet un étirement complet de la colonne vertébrale.

jour 14

« Notre corps est la barque qui nous portera jusqu'à l'autre rive de l'océan de la vie. Il faut en prendre soin. »
Swami Vivekananda, philosophe indien (1863-1902)

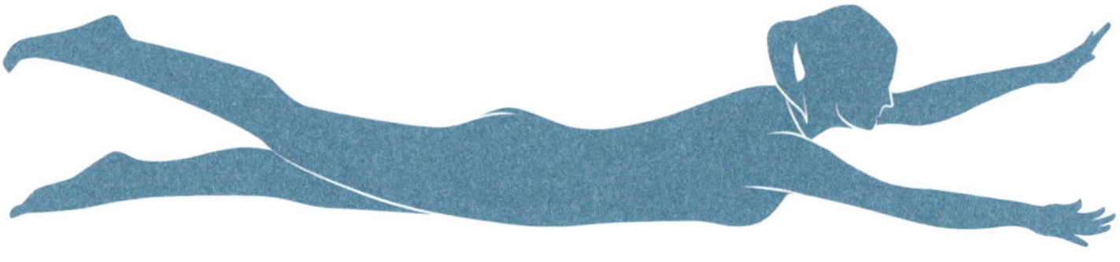

Posture du nageur *(Viparit Naukasana)*

Allongez-vous sur le ventre, bras et jambes tendus.

Soulevez votre buste, le bras droit et la jambe opposée, en veillant à étirer votre nuque, le regard vers l'avant.

Puis changez.

Si vous ressentez des difficultés, vous pouvez poser votre front sur le sol.

Cette posture permet d'éloigner les pensées négatives et de retrouver la sérénité en soi.

jour 15

« Voir les choses telles qu'elles sont,
sans essayer de les diriger. »
Lao Tseu, sage chinois (VIe s. av. J.-C.-milieu Ve s. av. J.-C.)

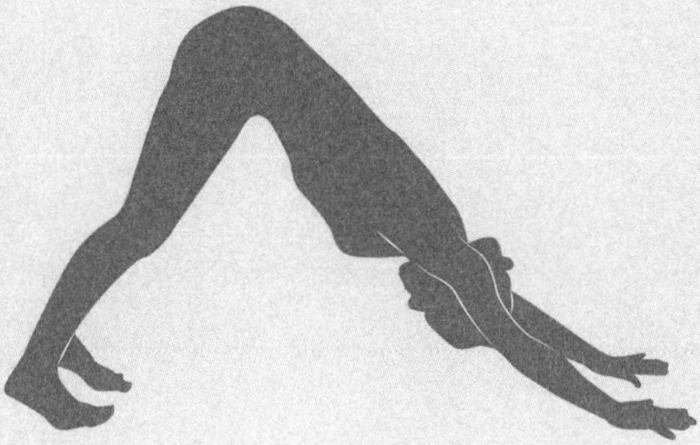

Posture du chien tête en bas *(Adho Mukha Svanasana)*

Installez-vous dans la posture du chat (jour 8), à quatre pattes, les mains posées à plat sur le sol, parallèles dans le prolongement des épaules, et les pieds à l'aplomb de la largeur du bassin, dans l'alignement des mains.

Mettez-vous sur la pointe des pieds, puis montez votre bassin en tendant les bras et les jambes, les talons au sol.

Pour étirer davantage la colonne vertébrale, vous pouvez faire des petits pas en avant avec vos mains.

Restez dans la position le temps de trois à quatre respirations. Vous pouvez décoller vos talons du sol et plier légèrement les genoux, si vous en ressentez le besoin.

Cette posture est à la fois apaisante et dynamisante ; elle permet également de réoxygéner le cerveau.

jour 16

« Sois donc fort et entre dans ton corps.
Là, tes pieds auront un point d'appui solide. »
Kabîr, poète soufi (1440-1518)

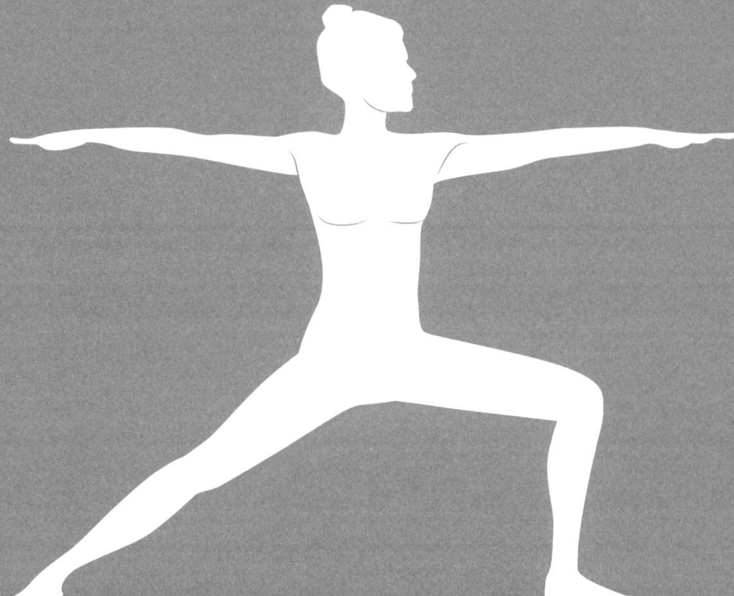

POSTURE DU GUERRIER II *(VIRABHADRASANA II)*

Installez-vous dans la posture de la montagne (jour 23).

Écartez les jambes, pieds parallèles, d'une largeur de un mètre environ, et montez les bras en croix, paumes des mains vers le sol.

Puis ouvrez le pied gauche à 90 degrés, en maintenant le bassin bien en face, dans l'alignement de la jambe.

Fléchissez la jambe gauche, le genou aligné au-dessus du talon.

À l'inspiration, tournez la tête du côté de la jambe pliée.

Une fois stabilisé, profitez de ce moment pour ouvrir votre cage thoracique dans de longues et profondes respirations.

Puis faites l'exercice de l'autre côté.

jour 17

« La tranquillité, l'intuition et la sagesse ne surviendront que lorsque
nous aurons accepté la totalité du moment présent
sans avoir besoin de retenir ou de rejeter quelque chose. »
Jon Kabat-Zinn, thérapeute et écrivain américain (1944-)

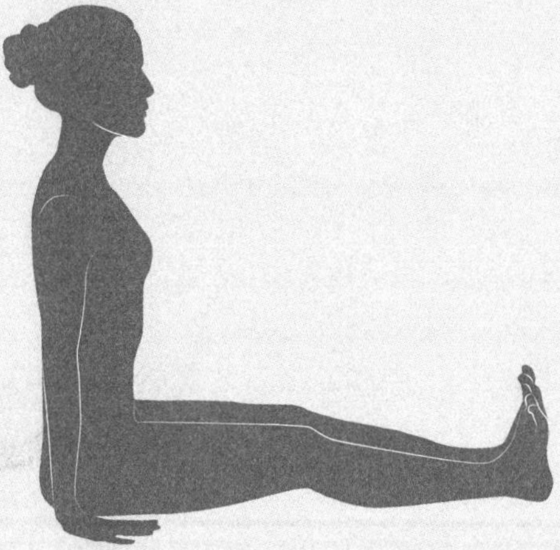

Posture du bâton *(Dandasana)*

Asseyez-vous, le dos bien droit, les jambes jointes allongées devant vous et les pieds flex.

Posez les mains de chaque côté du corps, au niveau des hanches, les talons des paumes alignés au niveau des épaules.

Roulez les épaules vers l'arrière et baissez-les afin de détendre les trapèzes et d'ouvrir la cage thoracique.

Gardez la posture de vingt à trente secondes, en étant attentif à votre souffle.

jour 18

« Dans cette quête, mon corps est mon arc, mon intelligence est ma flèche et ma cible est moi-même. »
B. K. S. Iyengar, maître de yoga indien (1918-2014)

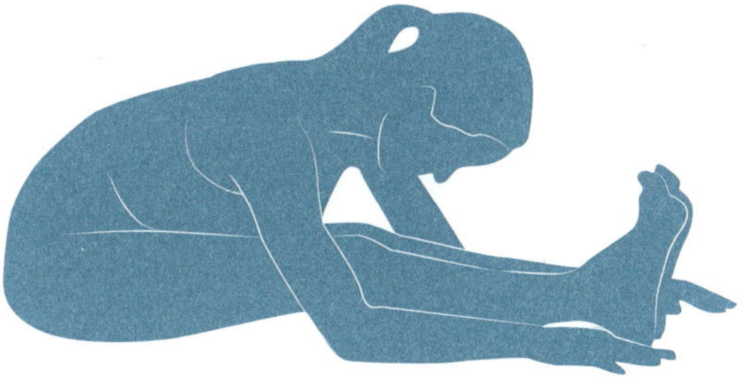

POSTURE DE LA PINCE *(PASCHIMOTTANASANA)*

Installez-vous dans la posture du bâton (jour 17), en pliant légèrement les genoux.

Puis baissez votre buste vers vos pieds, en maintenant votre dos le plus droit possible.

Allongez vos bras, en laissant les avant-bras au sol.

Vous pouvez garder les jambes légèrement pliées, pour ne pas forcer.

jour 19

« Quand ton esprit n'est pas encombré de choses inutiles,
c'est la meilleure saison de ta vie. »
Wumen Huikai, moine chinois (1183-1260)

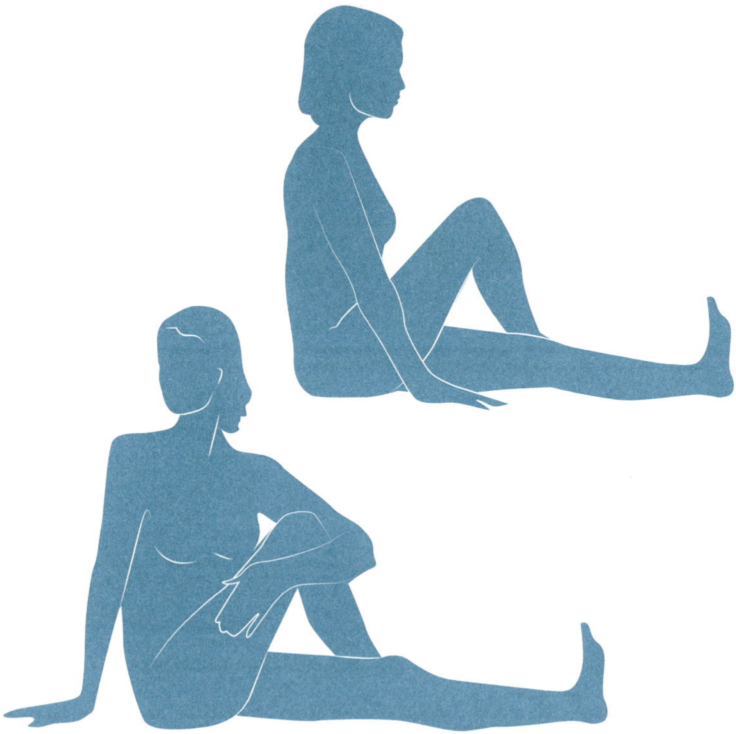

Posture de la demi-torsion *(Ardha Matsyendrasana)*

Asseyez-vous, jambes allongées devant vous, pieds flex.

Repliez votre jambe droite et posez le pied au sol, à gauche de votre jambe tendue.

À l'inspiration, levez le bras gauche et posez-le sur votre cuisse droite repliée.

À l'expiration, faites une torsion du dos à droite, en pressant votre bras gauche sur la cuisse. Veillez à garder le dos bien droit, en dirigeant le sommet du crâne vers le ciel.

Changez de côté.

jour 20

« Le yoga inscrit chaque geste dans la conscience d'une sensation, chaque respiration dans un rythme intérieur. »
Ysé Tardan-Masquelier, écrivaine et historienne française (1949-)

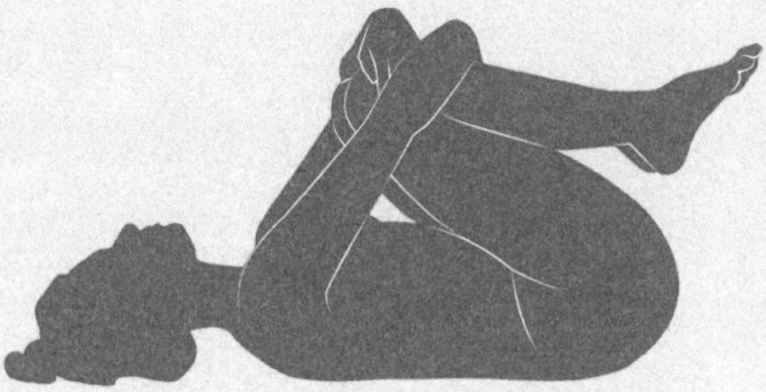

Posture de libération des vents *(Pavana Muktasana)*

Allongez-vous sur le dos.

Repliez les genoux sur votre poitrine, la colonne vertébrale bien ancrée au sol, et enlacez vos genoux.

Vous pouvez vous balancer doucement de droite à gauche pour vous masser le dos.

jour 21

« Pour atteindre la plénitude, il faut mettre en jeu tout son être. »
Carl Gustav Jung, psychiatre suisse (1875-1961)

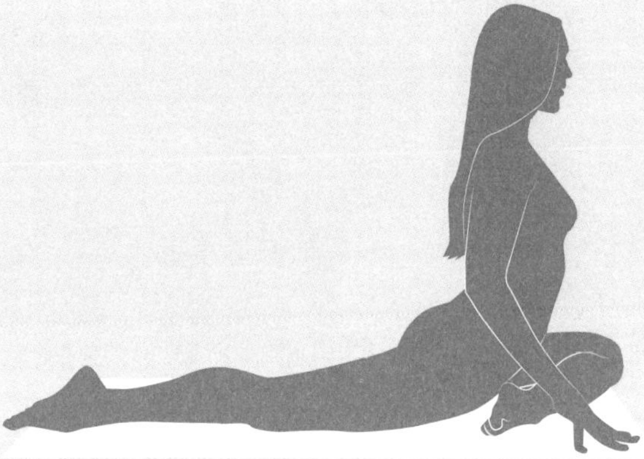

POSTURE DU PIGEON *(EKA PADA RAJAKAPOTASANA)*

Partez à quatre pattes, dans la posture du chat (jour 8).

Avancez le genou gauche devant les mains, en inclinant le tibia, et allongez la jambe droite derrière vous, en veillant à garder les hanches de face. Roulez les épaules en arrière pour bien les positionner, et redressez le buste, la tête dans l'alignement de la colonne vertébrale.

Sentez l'étirement dans la hanche.

Restez le temps de quelques respirations, puis faites la même chose de l'autre côté.

Cette posture est idéale en cas de douleurs lombaires.

jour 22

« Aucun homme n'est une île, une entité en soi.
Chaque homme fait partie du continent, fait partie du tout. »
John Donne, poète britannique (1572-1631)

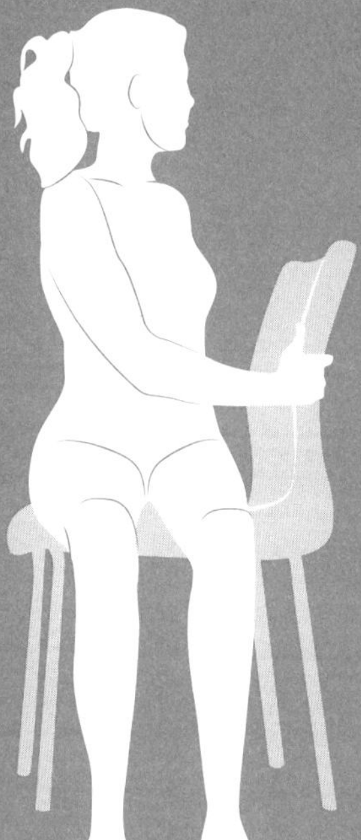

Torsion sur une chaise

Tournez la chaise de manière à avoir le dossier sur votre gauche.

Asseyez-vous, pieds parallèles écartés de la largeur des hanches et bien enracinés au sol.

Inspirez, allongez la colonne vertébrale et, à l'expiration, tournez les épaules vers la gauche pour pouvoir attraper le dos de la chaise avec les mains.

Gardez une main de chaque côté du dossier afin de maintenir la colonne allongée et les épaules à la verticale du bassin. Laissez votre tête se diriger vers la gauche, le menton tourné vers l'épaule gauche, pour accentuer l'étirement.

Restez ainsi durant trois respirations, puis changez de côté.

Cette posture stimule le foie, les intestins, l'estomac et le diaphragme.

jour 23

« Nous sommes assis ensemble, la montagne et moi,
jusqu'à ce que seule la montagne demeure. »
Li Po, poète chinois (701-762)

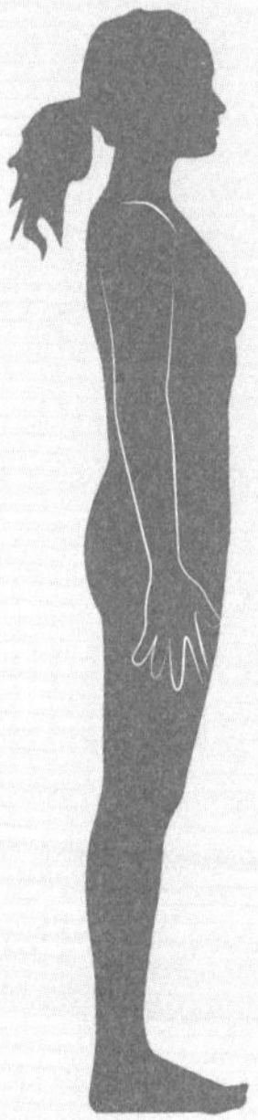

POSTURE DE LA MONTAGNE *(TADASANA)*

Campez bien vos pieds joints au sol.

Décambrez le dos en poussant légèrement le bassin vers l'avant.

Roulez les épaules en arrière, puis vers le bas, en allongeant la nuque.

Cette posture vous ancre et vous stabilise.

jour 24

« J'existe tel que je suis, cela me suffit. »
Walt Whitman, poète américain (1819-1892)

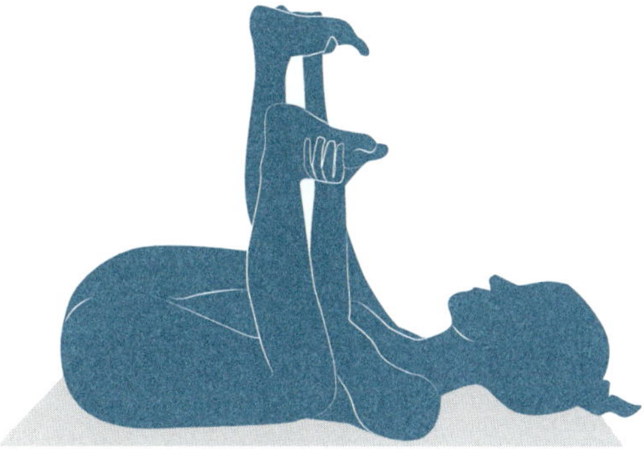

Posture du bébé heureux *(Ananda Balasana)*

Sur le dos, les jambes en l'air, pliez les genoux, puis attrapez le côté extérieur de vos pieds en amenant les tibias à la verticale à angle droit, et les genoux vers le sol.

Roulez doucement de droite à gauche, pour vous masser le bas du dos.

jour 25

« La vie n'est supportable que lorsque le corps et l'âme
vivent en parfaite harmonie, qu'il existe un équilibre naturel entre eux,
et qu'ils ont l'un pour l'autre un respect réciproque. »
D. H. Lawrence, écrivain britannique (1885-1930)

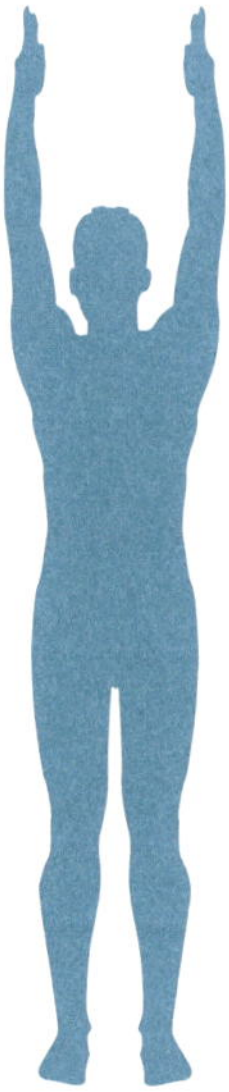

LE SALUT ASCENDANT *(URDHVA HASTASANA)*

Partez de la posture de la montagne, (jour 23), en écartant les pieds à la largeur de vos hanches.

Inspirez et levez les bras vers le ciel. Regardez droit devant vous ou en direction de vos pouces.

Étirez bien votre corps.

Cette posture permet de lutter contre la fatigue et de redonner de l'optimisme.

jour 26

« L'intelligence est la porte de la liberté,
et l'attention alerte est la mère de l'intelligence. »
Nisargadatta Maharaj, sage hindou (1897-1981)

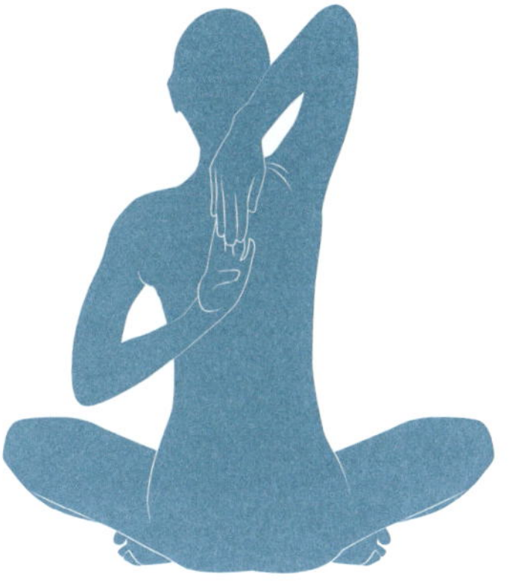

Posture de la tête de vache *(Gomukhasana)*

Cette posture de yoga est excellente si l'on a des douleurs dans les épaules.

Asseyez-vous en tailleur, les ischions bien ancrés dans le sol.

Passez vos bras derrière votre dos, en essayant de joindre vos doigts.

Gardez la tête libre dans cette posture, et grandissez-vous !

Si vous n'arrivez pas à atteindre vos mains, prenez une sangle ou un torchon pour intermédiaire.

jour 27

« C'est malheureux de s'égarer. Mais il y a pire
que de perdre son chemin : c'est de perdre sa raison d'avancer. »
Anonyme

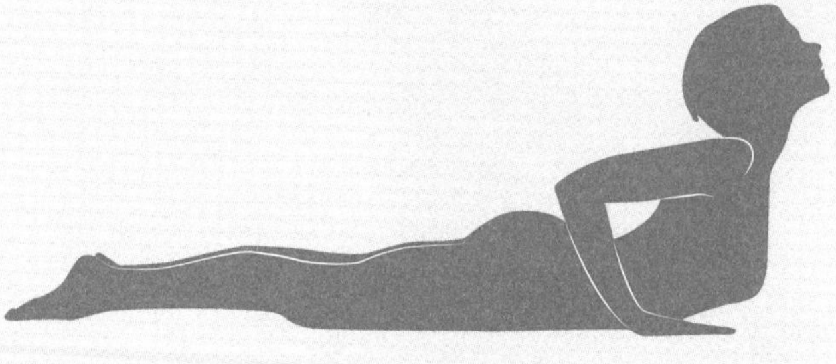

POSTURE DU COBRA *(BHUJANGASANA)*

Allongez-vous à plat ventre, le front au sol.

Placez vos deux mains à plat de chaque côté de votre poitrine, et inspirez en roulant les épaules vers l'arrière.

Tendez légèrement les bras pour soulever le buste du sol.

Cette posture s'inscrit dans la salutation au soleil… Elle peut être pratiquée séparément, pour assouplir le haut du corps.

jour 28

« Rejette toute pensée de choses imaginaires.
Demeure ferme dans ce que tu es. »
Kabîr, poète soufi (1440-1518)

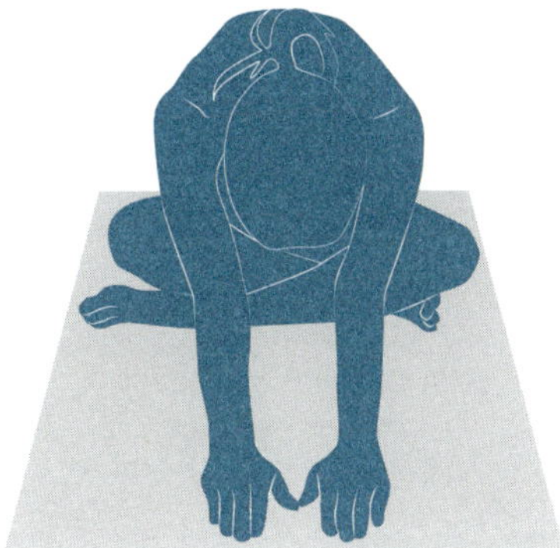

Posture du sceau *(Yoga Mudra)*

Asseyez-vous en tailleur. Votre dos doit rester bien droit, vos mains posées sur vos genoux.

Inspirez profondément, puis expirez en vous penchant en avant et en laissant glisser vos mains devant vous.

Redressez-vous en inspirant, puis expirez lentement, une fois que vous êtes revenu dans la position initiale.

Recommencez en changeant le croisement des jambes.

Cette posture permet une bonne ouverture des hanches.

jour 29

« La générosité est un don intérieur, un état de conscience, une volonté de partager tout son être avec le monde. »
Jon Kabat-Zinn, thérapeute et écrivain américain (1944-)

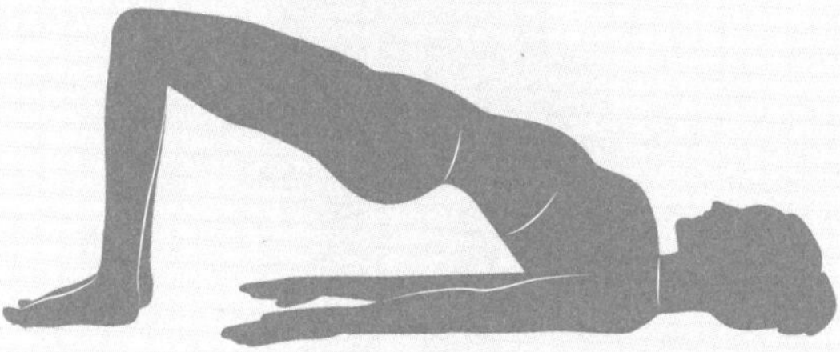

Posture du demi-pont *(Ardha Setu Bandhasana)*

Allongez-vous sur le dos, et amenez les pieds le plus près possible des fesses.

En inspirant, appuyez vos pieds contre le sol pour soulever le bassin vers le ciel.

Tenez de vingt à trente secondes en respirant calmement puis, à l'expiration, redescendez très doucement, vertèbre par vertèbre.

Cette posture aux vertus tonifiantes pour le corps permet aussi de gagner en confiance en soi.

jour 30

« L'avenir nous tourmente, le passé nous retient,
c'est pour ça que le présent nous échappe. »
Gustave Flaubert, écrivain français (1821-1880)

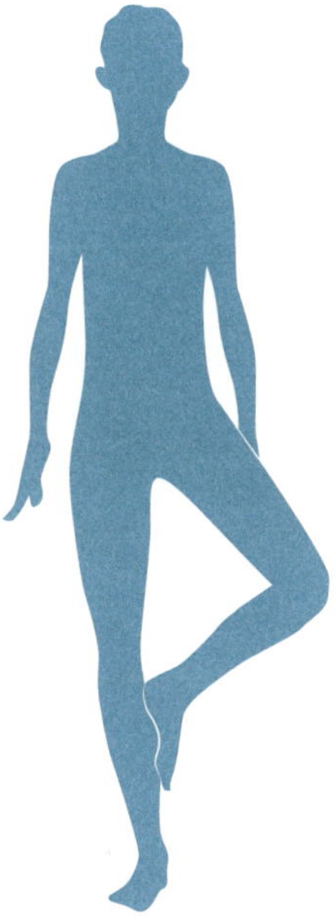

Posture de l'arbre (*Vrksasana*)

Debout, les pieds joints, placez le pied gauche à l'intérieur du mollet ou de la cuisse droite (pas contre le genou), et fixez un point invisible devant vous.

Puis changez de jambe.

Cette posture travaille l'équilibre. Elle permet également de gagner en concentration et de retrouver la sérénité.

jour 31

« Votre vie est déterminée, non pas tant par ce que la vie vous apporte que par l'attitude que vous apportez à la vie ; non pas tant par ce qui vous arrive que de la façon dont votre esprit perçoit ce qui se passe. »
Khalil Gibran, poète libanais (1883-1931)

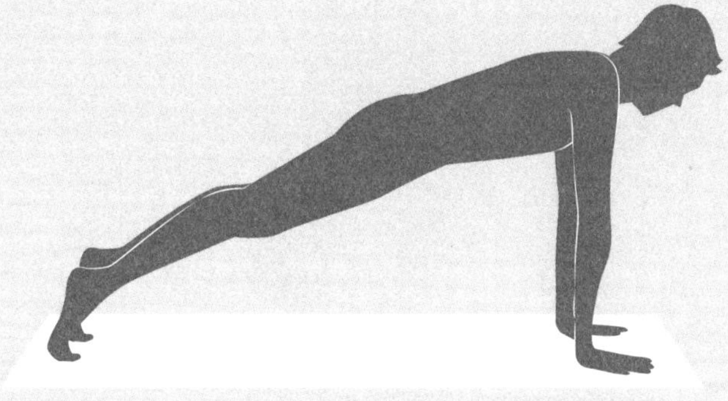

Posture de la planche (*Kumbhakasana*)

Débutez à quatre pattes, les mains bien à plat sur le sol et les orteils en crochets.

Sur l'inspiration, montez le bassin, puis tendez les jambes, pour dessiner une ligne droite avec votre corps.

Dirigez votre regard entre vos mains.

Cette posture apporte confiance en soi. Elle a également des vertus raffermissantes.

jour 32

« La plus grande étreinte d'amour que vous ne ferez jamais
est de vous embrasser complètement. Ensuite, vous vous rendrez compte
que vous avez embrassé l'univers entier et tout le monde en lui. »
Adyashanti, écrivain américain (1962-)

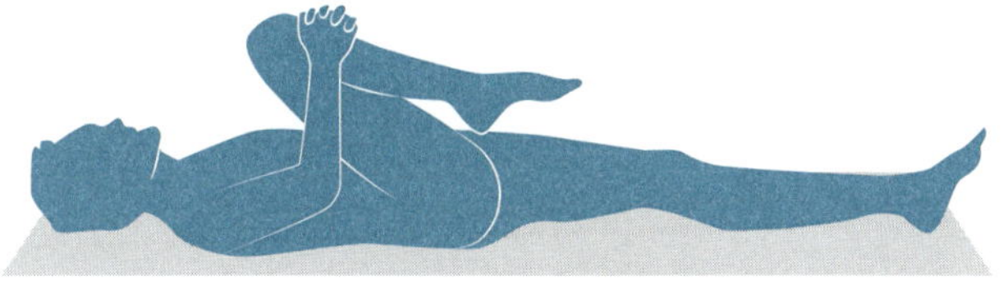

Posture du câlin au genou (*Ardha Pavana Muktasana*)

Allongez-vous sur le dos, les bras le long du corps, les jambes détendues. Plaquez bien le bas du dos au sol.

Sur l'inspiration, pliez la jambe droite. Rapprochez la cuisse de votre poitrine, jusqu'à la toucher. Croisez vos mains sur le genou, ou à l'arrière de celui-ci.

Sur l'expiration, videz l'air de vos poumons en appuyant la cuisse contre la poitrine.

Répétez la posture avec la jambe gauche.

Enfin, pliez les deux jambes et entourez les genoux de vos bras, tout en gardant le bassin plaqué au sol.

Cet exercice détend l'abdomen. Il est aussi efficace contre la constipation.

jour 33

« Ce qui est derrière nous et ce qui est devant nous
ne sont que peu de choses, comparé à ce qui est au-dedans de nous. »
Oliver Wendell Holmes, écrivain, médecin et poète américain (1809-1894)

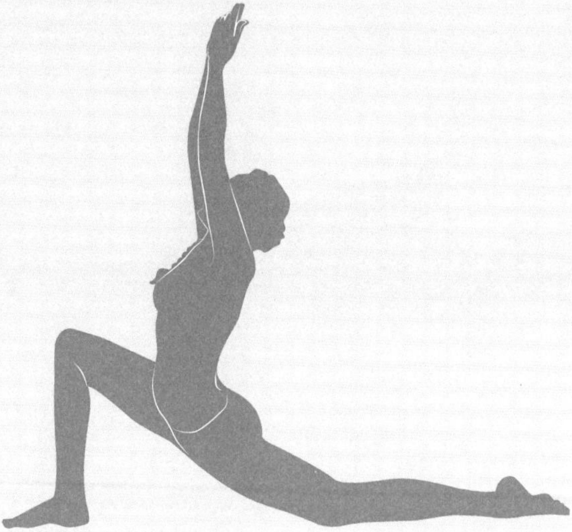

POSTURE DE LA FENTE BASSE (*ANJANEYASANA*)

Partez de la posture du chien tête en bas (jour 15).

Allongez la jambe gauche vers l'arrière en faisant glisser le dessus du pied, et posez le genou au sol.

À l'inspiration, placez les deux mains sur votre genou de devant, puis montez les bras vers le ciel en les suivant du regard.

À l'expiration, ramenez les deux mains de chaque côté de votre jambe pliée, et retrouvez la posture du chien tête en bas.

Puis faites à nouveau l'exercice de l'autre côté.

jour 34

« Quand l'esprit et le corps s'unissent étroitement pour avoir conscience de la posture, du temps et de l'espace, sans s'attacher aux règles formelles, alors seulement on pratique véritablement la posture assise. »
Dr Lionel Coudron, médecin (1958-), Corinne Miéville, professeure de yoga

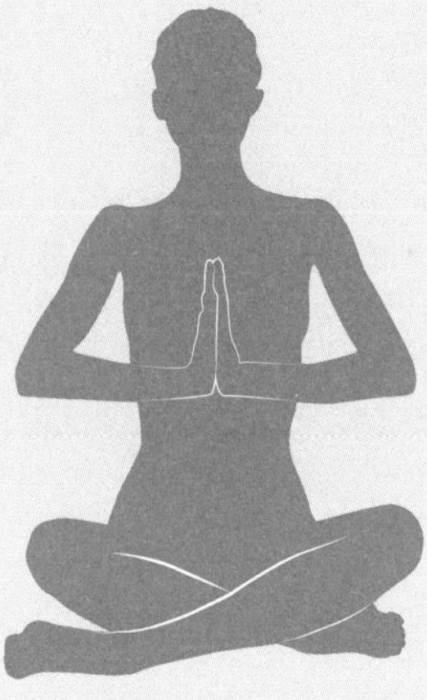

POSTURE DU TAILLEUR (*SUKHASANA*)

Bien assis sur vos deux ischions, repliez les jambes en tailleur. Gardez le dos droit, afin de bien étirer la colonne vertébrale.

À l'inspiration, montez vos bras au ciel dans un grand geste circulaire.

Continuez le mouvement et, à l'expiration, joignez les paumes des mains devant votre poitrine en signe d'unité.

Dans une nouvelle respiration, posez-les sur les genoux, paumes vers le ciel.

La colonne vertébrale est alignée, le regard fixé sur un point invisible, et l'attention est tournée vers l'intérieur, sur la respiration.

Prenez une quinzaine de respirations dans cette posture.

jour 35

« Votre temps est limité, ne le perdez donc pas à vivre la vie de quelqu'un d'autre. Ne soyez pas piégé par un dogme qui est le résultat de la pensée d'autrui. Ne laissez pas le bruit des opinions des autres se noyer dans votre voix intérieure. Et, le plus important, ayez le courage de suivre votre cœur et votre intuition. »

Steve Jobs, inventeur américain (1955-2011)

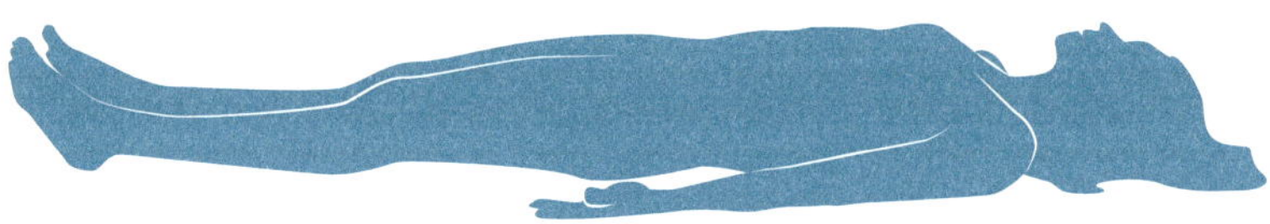

Méditation du lac

Allongez-vous sur le dos, les bras écartés et les paumes des mains tournées vers le ciel.

Fermez les yeux et imaginez-vous flotter sur la surface d'un lac.

Inspirez, et en expirant imaginez que vous vous laissez couler vers le fond. Visualisez votre descente en douceur jusqu'au fond du lac.

Vous rentrez dans un monde de silence. Le sable qui est au fond amortit votre chute.

Inspirez et expirez de nouveau en étant attentif à garder un rythme régulier. Tout ce qui trouble la surface de l'eau ne peut plus vous atteindre. Restez quelques instants ainsi.

Tout doucement, remontez vers la surface. L'eau à la surface n'est plus qu'une étendue lisse sur laquelle votre corps se repose.

Quand vous êtes prêt et détendu, ouvrez les yeux.

jour 36

« Il est aussi difficile de rassembler les enfants jusqu'à l'arrêt du car qui les conduit à l'école que de chanter des sutras au temple bouddhiste dans le froid du petit matin. »
Gary Snyder, poète et penseur américain (1930-)

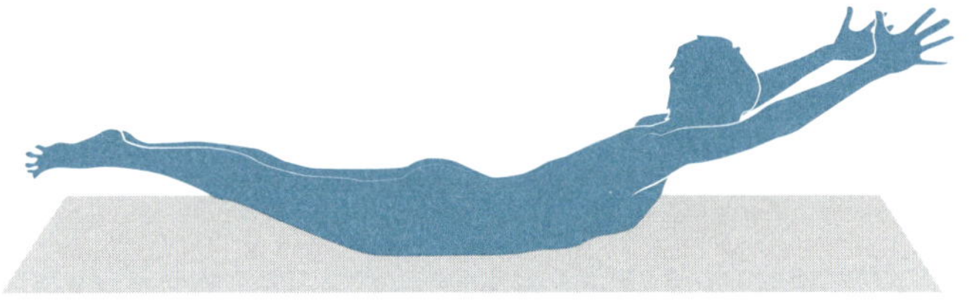

Posture de la barque inversée *(Viparit Naukasana)*

Allongez-vous sur le ventre, et tendez les bras devant vous.

À l'inspiration, décollez les bras et les jambes le plus haut possible du sol.

Restez dans la position, le temps d'une respiration.

Cette posture renforce tout l'arrière du corps.

jour 37

« Puisez dans vos propres capacités, n'imitez jamais. »
Ralph Waldo Emerson, philosophe et poète américain (1803-1882)

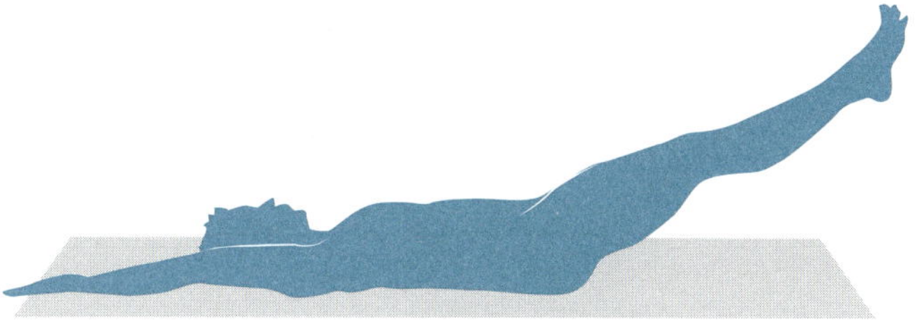

Posture du travail des pieds en l'air *(Urdhva Prasarita Padasana)*

Allongez-vous sur le dos, en position de détente.

Repliez vos jambes, l'une après l'autre, en gardant les pieds au sol.

Faites glisser vos bras le long du sol pour les amener au-dessus de votre tête.

Crochetez vos pouces, dos des mains au sol, et appréciez ce moment de détente en étirant vos bras au maximum.

Puis levez les jambes à 45 degrés, en maintenant les pieds serrés.

Tenez le temps de trois respirations avant de ramener les pieds au sol, genoux pliés, puis de tendre les jambes, dans la position initiale.

jour 38

« Le plus glorieux des arts est d'affecter la qualité du jour. »
Henry David Thoreau, philosophe et poète américain (1817-1862)

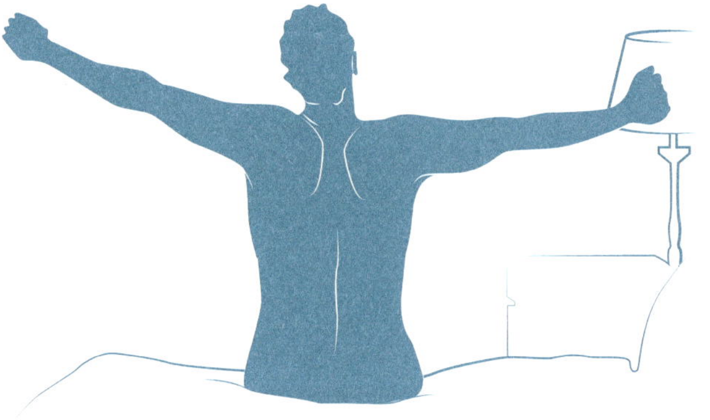

Étirement au réveil

Le matin, avant de sortir du lit, soyez attentif à votre respiration, observez les différentes sensations de votre corps, écoutez vos pensées qui défilent : que ce moment soit animé par la pleine conscience.

jour 39

« La paix est dans chaque pas. »
Thich Nhat Hanh, moine bouddhiste vietnamien (1926-)

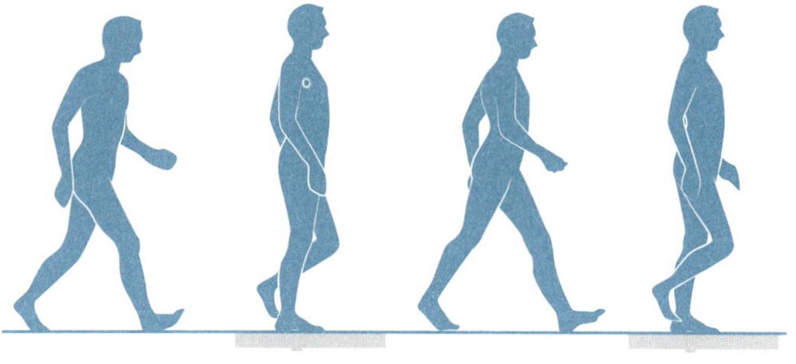

Méditation en mouvement

Concentrez-vous sur votre marche.

Focalisez-vous sur votre pas, comme si vous vous mettiez à marcher au ralenti, ressentant chacun des points de vos pieds qui entrent en contact avec le sol. Coordonnez cette sensation avec une respiration rythmée et pleine.

Une fois que vous avez pris le pli, accélérez votre allure en gardant la sensation de départ.

Commencez chez vous, puis continuez à marcher en pleine conscience dans la rue.

jour 40

« Chacun de nous est une lune,
avec une face cachée que personne ne voit. »
Mark Twain, écrivain américain (1835-1910)

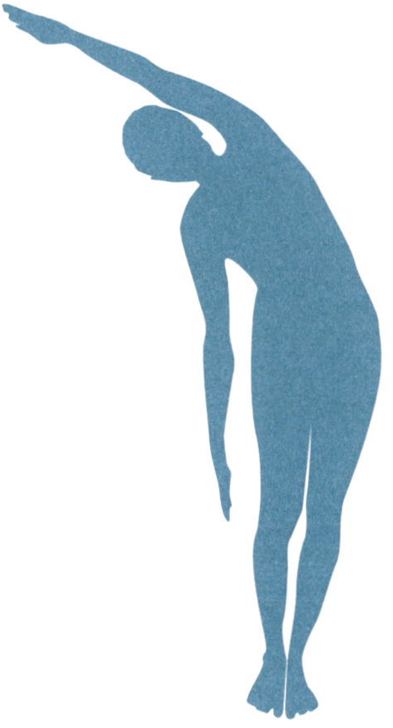

Posture de la demi-lune « simple » *(Ardha Chandrasana)*

Debout, les pieds joints, les bras le long du corps, inspirez, levez le bras gauche vers le ciel et tirez-le au-dessus de l'oreille pour dessiner un arc de cercle avec tout le côté gauche du corps.

Procédez de même de l'autre côté.

jour 41

« Le but de la pratique de la méditation n'est pas l'illumination, c'est l'attention que l'on focalise, même sur les périodes les plus ordinaires de l'existence. »
Peter Matthiessen, écrivain américain (1927-2014)

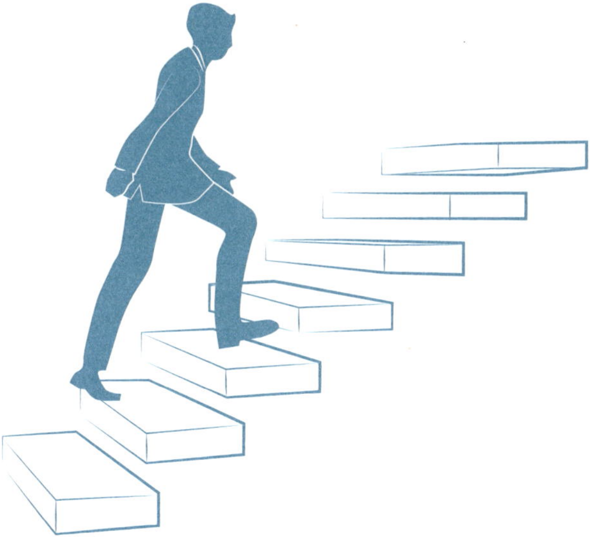

En pleine conscience

Faites un test chez vous : avant de faire un geste habituel, inspirez avant de le faire et expirez en le faisant.

Restez quelques secondes pleinement attentif à ce petit acte de « pleine conscience ».

Recommencez autant de fois que vous y pensez, comme un jeu.

Votre rapport au temps va changer imperceptiblement…

jour 42

« La perfection, ce n'est pas de faire quelque chose de grand et de beau, mais de faire ce que l'on fait avec grandeur et beauté. »
Swami Prajnanpad, maître indien (1891-1974)

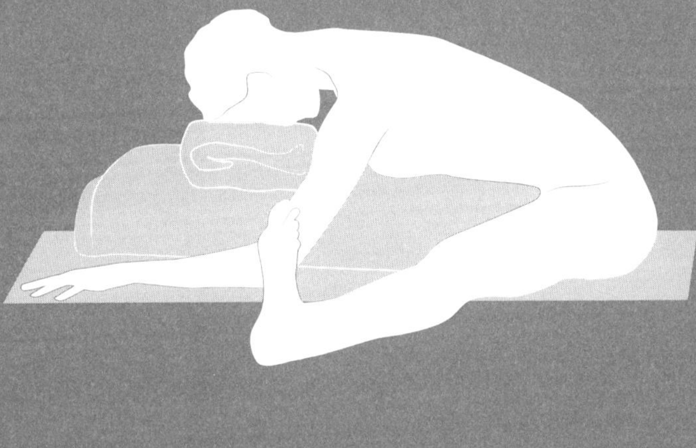

Posture de l'angle assis, avec support *(Upavistha Konasana)*

Asseyez-vous dans la posture du bâton (jour 17), puis ouvrez vos jambes tendues dans un angle d'environ 90 degrés – ou davantage, si vos jambes vous l'autorisent. Placez un traversin pour y poser votre ventre et une couverture pliée sous votre tête.

Faites pivoter vos cuisses vers l'extérieur (essayez de plaquer l'extérieur de vos cuisses contre le sol).

Allongez vos bras vers l'avant en expirant et en essayant de garder le dos droit, jusqu'à ce que vous sentiez un étirement dans l'arrière de vos jambes.

Restez dans la pose une minute ou plus. Puis remontez sur une inspiration.

jour 43

« C'est l'ascension elle-même qui est l'aventure,
et non seulement le fait d'atteindre le sommet. »
Jon Kabat-Zinn, thérapeute et écrivain américain (1944-)

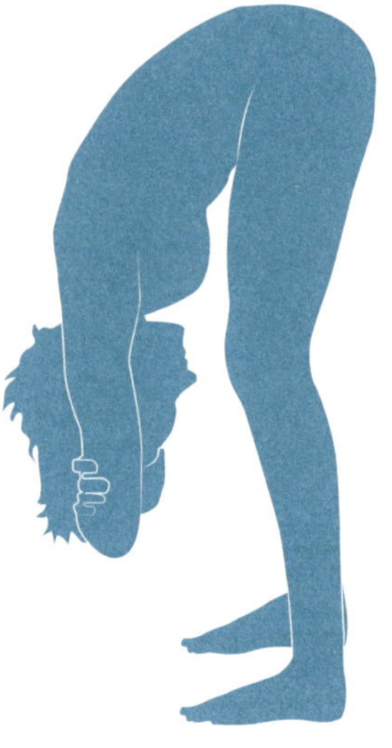

Posture de la pince debout *(Uttanasana)*

Debout, les jambes légèrement pliées, plongez le haut du corps vers l'avant, en gardant le dos droit.

Une fois la tête en bas, attrapez vos coudes, et balancez-vous lentement de gauche à droite pour détendre vos lombaires.

C'est une très bonne posture de détente.

jour 44

« La rivière n'atteindrait jamais la mer
si les berges ne la contraignaient. »
Rabindranath Tagore, compositeur, écrivain et philosophe indien (1861-1941)

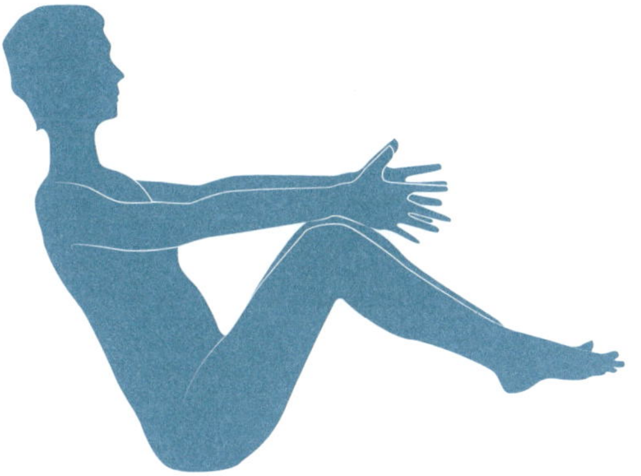

Posture du demi-bateau *(Ardha Navasana)*

Asseyez-vous et pliez vos jambes, les pieds à la largeur du bassin.

À l'inspiration, reculez le haut du corps et soulevez les pieds du sol, en gardant les jambes pliées. Vous pouvez monter davantage les jambes, de manière à ce qu'elles soient parallèles au sol, à condition que vous vous sentiez bien dans la première position.

Dans un premier temps, gardez la posture une dizaine de secondes. Avec de la pratique, vous pourrez progressivement y rester le temps d'une dizaine de respirations.

Vous sentez vos abdominaux se contracter ? C'est normal ! Cette posture fait travailler toute la ceinture abdominale, mais aussi les muscles des jambes et du dos.

jour 45

« L'important est de faire le premier pas. Surmonter bravement une petite peur te donnera le courage d'affronter la suivante. »
Daisaku Ikeda, philosophe japonais (1928-)

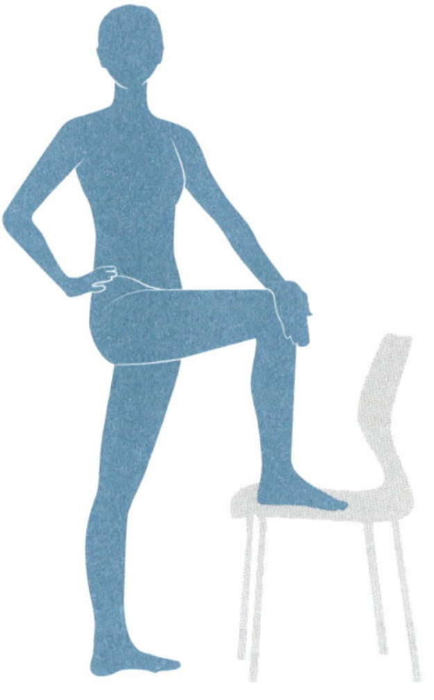

Posture debout en demi-torsion vertébrale

C'est une excellente torsion pour commencer le yoga.

Posez le pied droit sur une chaise, et placez la main opposée (ici, la gauche) à l'extérieur du genou droit.

Placez votre main droite sur votre hanche.

Inspirez en allongeant la colonne vertébrale.

Expirez en tournant le haut du corps vers la droite, sans bouger les hanches, si possible.

Maintenez la position pendant trente secondes, puis changez de côté.

jour 46

« La vraie valeur d'un être humain est principalement déterminée par la façon et dans quelle mesure il s'est libéré de son moi. »
Albert Einstein, physicien américain d'origine allemande (1879-1955)

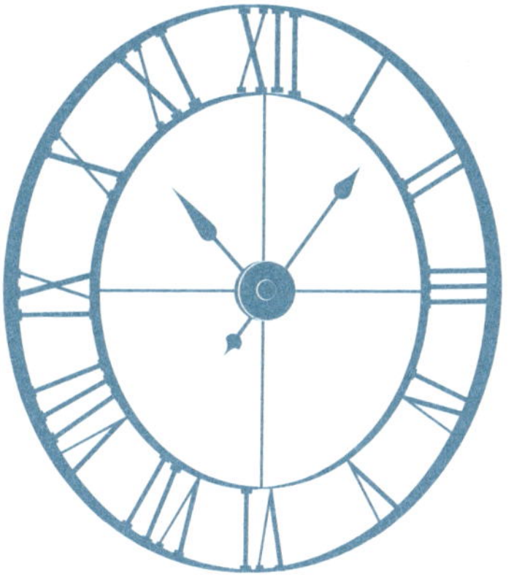

L'épreuve du temps

Vivre avec une pleine attention une période de cinq minutes durant sa journée.

Faire l'expérience « d'être » et de ne pas « faire ».

Et finir en prononçant cette phrase d'Arnaud Desjardins : « Je suis, et je suis conscient que je suis*. »

* Extraite de son ouvrage *Bienvenue sur la voie* (La Table ronde, 2005).

jour 47

« C'est en surmontant nos mauvaises habitudes de pensée que l'on arrive à la science véritable. »
Gaston Bachelard, philosophe français (1884-1962)

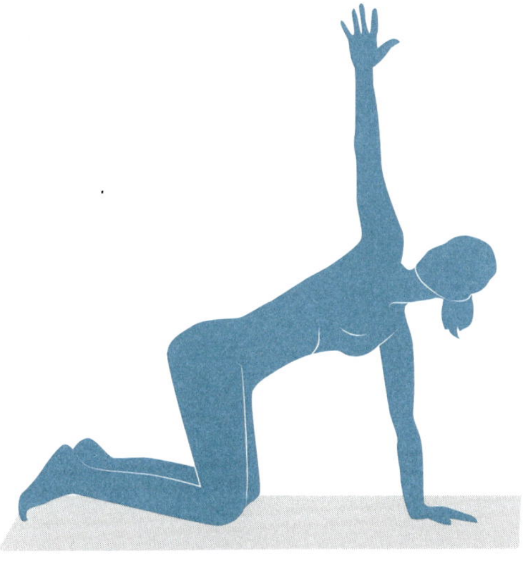

Posture de la planche sur le côté avec genoux au sol

(Ardha Vasisthasana)

Installez-vous à genoux dans la posture du chat (jour 8), les mains au sol à la largeur des épaules.

Levez un bras vers le plafond, en regardant en direction de votre main en extension.

Au bout de cinq respirations, changez de côté.

jour 48

« Si tu rencontres le Bouddha, tue-le ! »
Adage zen

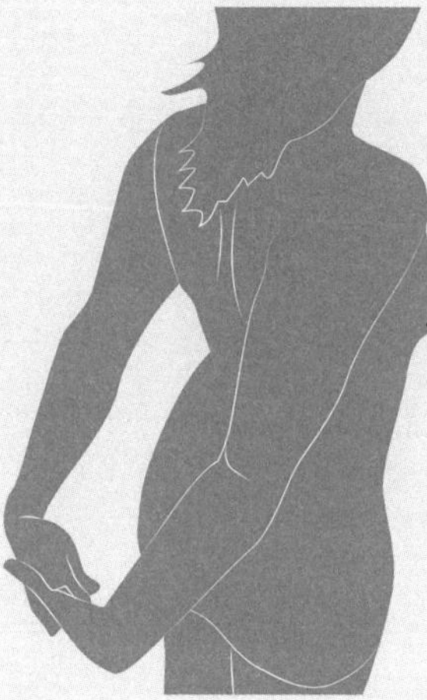

Mains nouées derrière le dos

Debout, les jambes parallèles à la largeur du bassin, entrelacez vos doigts derrière votre dos. Dans une respiration profonde, tirez les bras le plus bas possible vers le sol.

Vos pieds sont bien ancrés dans le sol.

Profitez de cet instant méditatif pour vous recentrer, observer chaque partie de votre corps et dénouer toutes les tensions que vous aurez identifiées.

Cette posture est aussi idéale pour étirer les épaules et ouvrir la cage thoracique.

jour 49

« Ce qui trouble les hommes, ce ne sont pas les choses,
mais les jugements qu'ils portent sur les choses. »
Épictète, philosophe grec (50-125 ou 130)

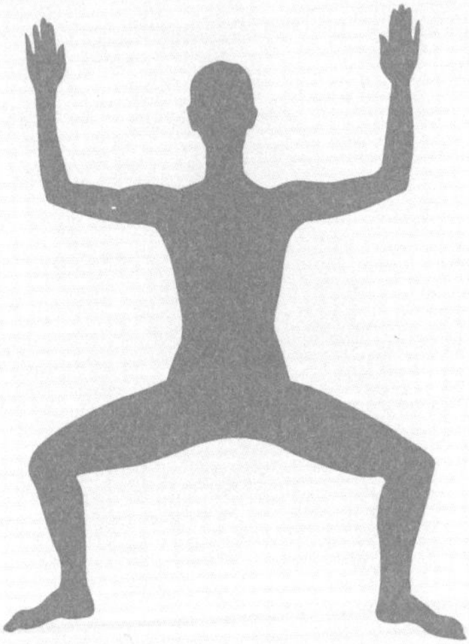

Posture de la déesse *(Utkata Konasana)*

Installez-vous debout, les jambes écartées et les pieds dirigés vers l'extérieur.

Fléchissez les genoux jusqu'à ce qu'ils soient au-dessus des chevilles. Dirigez votre coccyx vers le bas et allongez votre cou.

Le poids du corps est bien au centre, ni en avant ni en arrière.

Montez les bras en cactus, les avant-bras repliés à 90 degrés, en gardant les épaules bien détendues et basses. Prenez au moins trois respirations profondes.

Prenez racine dans le sol, sentez l'énergie qui circule de la plante de vos pieds jusqu'au bout des doigts.

jour 50

« Le rire est le propre de l'homme. »
François Rabelais, écrivain français (vers 1483-1553)

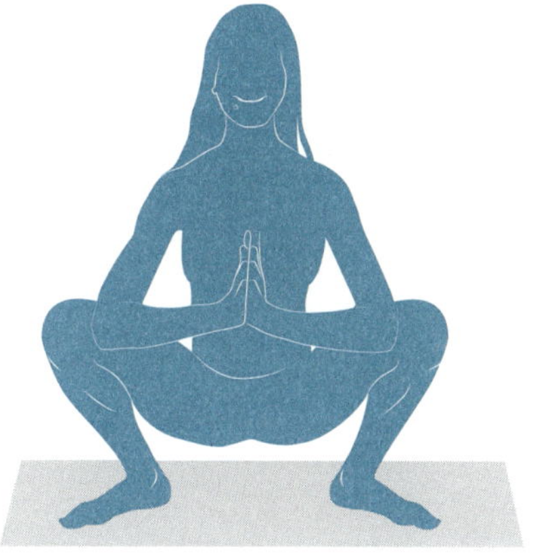

Posture de la guirlande *(Malasana)*

Partez de la posture de la déesse (jour 49), et descendez jusqu'en bas, dans une grande flexion des genoux.

Essayez de sentir votre coccyx piquer dans le sol et, dans le même temps, le sommet de votre crâne monter vers le ciel.

Si vous commencez à ressentir des douleurs dans les genoux, revenez dans la position initiale.

Cette posture permet de travailler le bas du dos, les hanches et la souplesse des chevilles.

jour 51

« C'est le cœur qui sent Dieu, et non la raison.
Voilà ce qu'est la foi : Dieu sensible au cœur, non à la raison. »
Blaise Pascal, philosophe français (1623-1662)

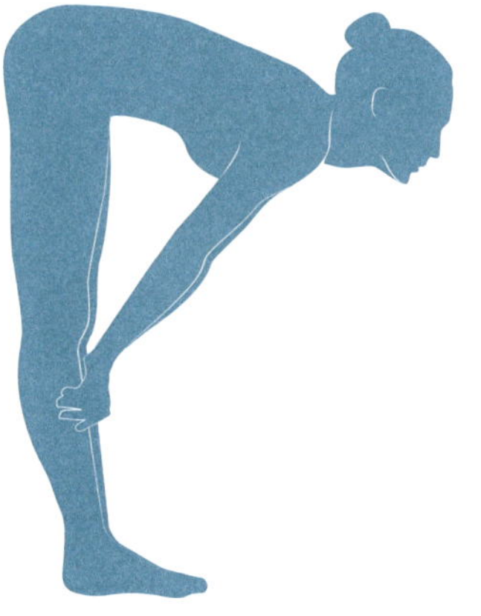

Posture de la demi-pince debout *(Ardha Uttanasana)*

Posez vos mains sur vos genoux ou vos tibias (selon votre souplesse), et allongez le haut du corps en dos plat en regardant devant vous.

Si besoin est, vous pouvez fléchir légèrement les genoux.

Cherchez à allonger la colonne vertébrale vers l'avant et ouvrez dans le même temps la cage thoracique.

Cette posture permet d'étirer les jambes et le dos.

jour 52

« Il faut savoir attacher un prix à l'inutile, il faut savoir rêver.
L'homme seul est peut-être capable d'un effort de ce genre. »
Henri Bergson, philosophe français (1859-1941)

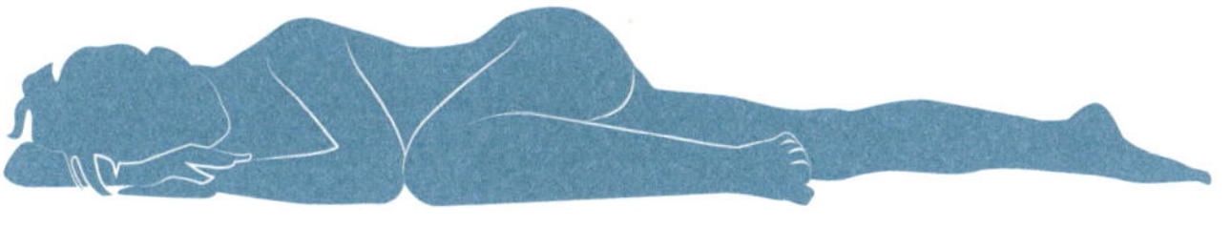

Posture du poisson dormant *(Matsya Kridasana)*

Allongez-vous sur le ventre.

Fléchissez les coudes et joignez vos mains en croisant les doigts sous la tête.

Pliez la jambe gauche près de vos côtes, en la rapprochant de votre coude gauche. La jambe droite reste tendue.

Fermez les yeux et détendez-vous, en respirant par le nez.

Puis, changez de côté.

Cette posture apporte un grand soulagement au niveau du dos. Elle est régénératrice, et idéale pour les femmes enceintes (tant que leur ventre le leur permet !).

jour 53

« Il est facile de vivre les yeux fermés,
en interprétant de travers tout ce que l'on voit… »
John Lennon, musicien britannique (1940-1980)

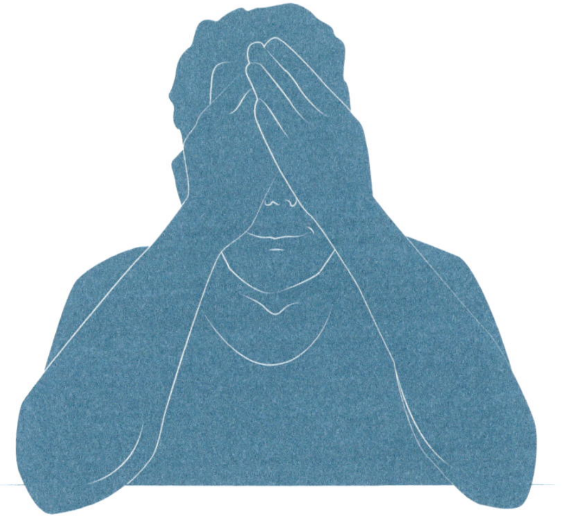

Palming oculaire (inspiré du yoga)

Asseyez-vous en tailleur ou sur une chaise, le dos bien droit.

Tout d'abord, frottez vos mains l'une contre l'autre, afin de sentir la chaleur qu'elles dégagent. Puis posez-les sur vos yeux fermés.

La partie charnue des paumes est située sur les pommettes, les doigts sont serrés et touchent les arcades sourcilières.

Restez dans cette position pendant quelques minutes. Sentez et appréciez la chaleur qui se crée dans la bulle que forment vos yeux et vos mains.

Détendez-vous…

jour 54

« Le lâcher-prise, c'est savoir accueillir le positif et en même temps le négatif, c'est ne pas ajouter de la peine à la peine, de la peur à la peur, de la souffrance où il y en a déjà par la peur d'en avoir encore plus. C'est être dans un accueil non pas résigné et fatidique, mais constructif, positif, pour rebondir, être présent et disponible pour ce qui s'ouvre à nous. »

Dr Lionel Coudron, médecin (1958-),
Corinne Miéville, professeure de yoga

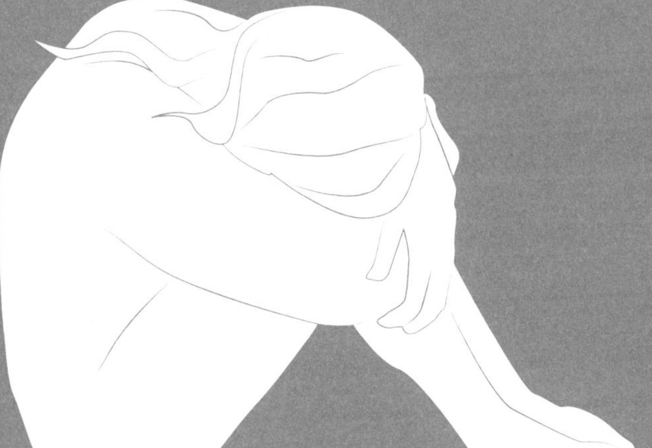

Posture du lâcher-prise

Asseyez-vous sur le sol, le dos droit.

Sur l'inspiration, rapprochez les pieds des fessiers en allongeant la colonne vertébrale.

Sur l'expiration, baissez le front sur les genoux en étirant la nuque, et respirez quelques instants dans cette position en fermant les yeux.

Lâchez, lâchez… Détendez-vous…

jour 55

« Le bonheur du chemin est fait de ces instants qu'ignoreront toujours ceux qui roulent à grande vitesse, là-haut, sur la chaussée, sans obstacle du présent. »

Jean-Christophe Rufin, médecin, écrivain et diplomate français (1952-)

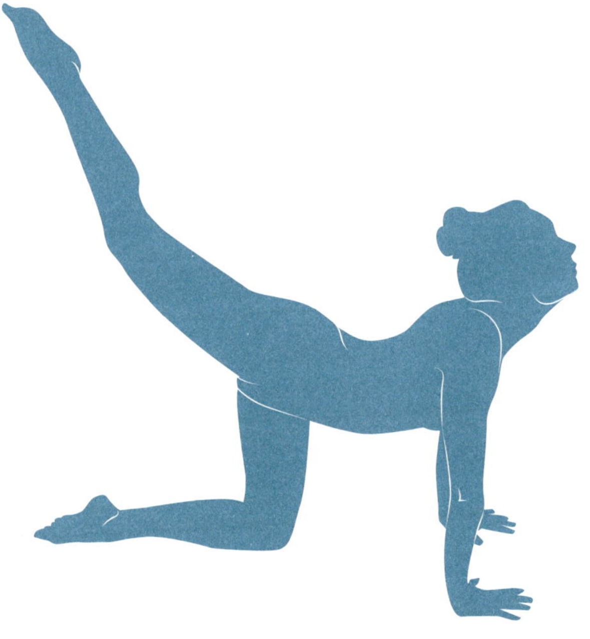

Posture du tigre (*Vyaghrasana*)

Installez-vous dans la posture du chat (jour 8), le dos droit et la nuque dans le prolongement de la colonne vertébrale.

Tendez le pied droit vers le plafond, en pliant naturellement le genou. Fixez le regard sur un point devant vous, afin de vous stabiliser.

Respirez et maintenez la position le temps de deux à quatre respirations.

Répétez la posture de l'autre côté.

jour 56

« Celui qui ne se perd pas ne découvrira jamais de nouveaux chemins. »
Joan Littlewood, dramaturge britannique (1914-2002)

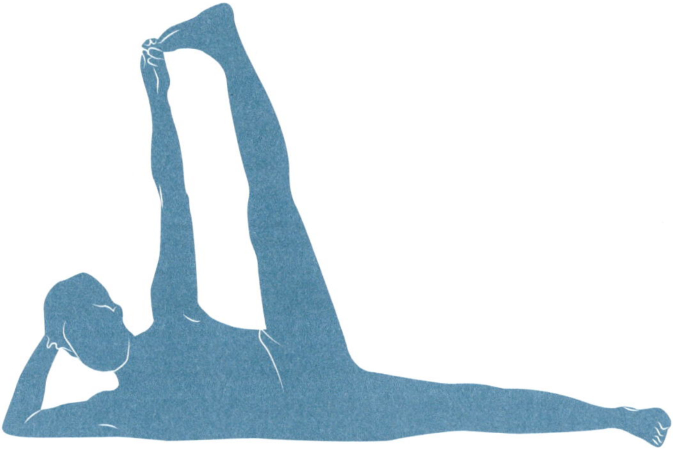

Posture de Vishnou *(Anantasana)*

Allongez-vous sur le dos. En expirant, installez-vous sur le côté droit, les jambes tendues l'une sur l'autre. Placez la main droite sous votre tête pour soutenir celle-ci.

Pliez le genou gauche (celui du dessus) et posez le pied gauche sur la cuisse droite. Saisissez le gros orteil entre l'index et le majeur de la main gauche.

En expirant, dépliez le bras gauche et levez doucement la jambe, en la tendant autant que possible. Si vous ne pouvez pas attraper vos orteils, descendez votre main sur le tibia, ou aidez-vous d'un élastique.

Tenez la posture le temps de cinq à dix respirations.

Puis faites de même de l'autre côté.

Cette posture permet à la fois d'étirer les jambes et le torse, et de travailler le gainage des abdominaux.

jour 57

« Le calme qui résultait de mes angoisses finies me mettait dans une allégresse extraordinaire. »
Marcel Proust, écrivain français (1871-1922)

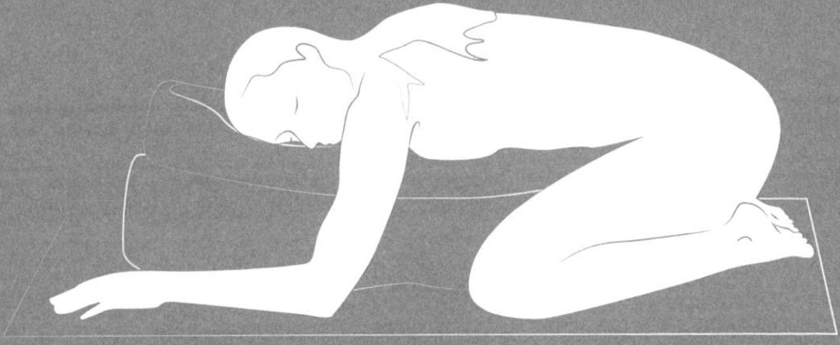

Posture du fœtus, avec support (*Garbhasana*)

Installez-vous dans la posture du diamant (jour 1), assis sur les talons. Posez la poitrine sur un oreiller, par exemple, les bras pliés et les genoux écartés de part et d'autre du support.

La tête est bien calée sur le coussin.

Durant quelques respirations, maintenez la tête d'un côté, relevez-la, puis faites la même chose de l'autre côté.

Respirez calmement et profondément, et laissez les tensions se dissoudre progressivement.

Cette posture est idéale pour préparer une séance de méditation, car elle apaise le corps et l'esprit.

jour 58

« Imagine ne vivre que dans ton mental, loin de la vérité de ton cœur. Imagine la douleur que crée cette séparation. Imagine l'immense envie de paix qui doit en découler. »

Leo G. Carroll, acteur américain (1886-1972)

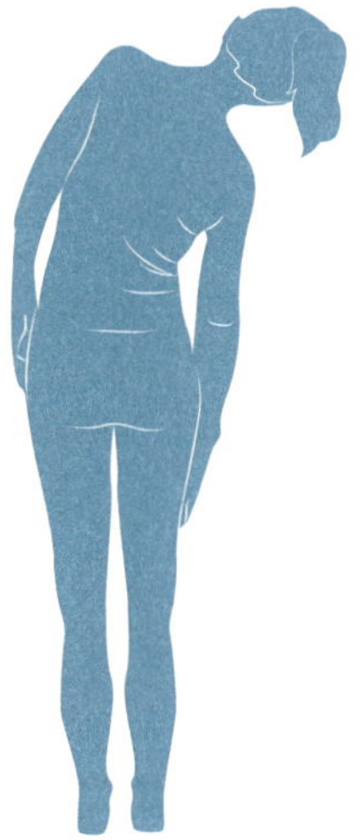

Posture de la demi-lune « simple », variante avec les bras le long du corps (*Ardha Chandrasana*)

Installez-vous dans la posture de la montagne (jour 23). Puis penchez-vous lentement sur le côté en faisant glisser votre main le long de la jambe.

Soyez aligné autant que possible, comme si votre corps était calé entre deux planches.

Restez ainsi pendant trois respirations environ, et répétez la posture cinq fois de chaque côté.

Sentez le bas du dos et les abdominaux travailler.

jour 59

« Je soutiendrais volontiers que les remerciements
sont la plus haute forme de pensée
et que la gratitude est un bonheur doublé d'émerveillement. »
G. K. Chesterton, écrivain britannique (1874-1936)

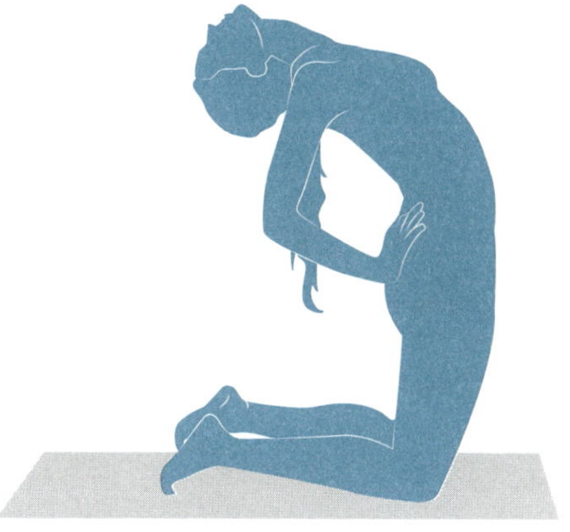

Posture du chameau *(Ustrasana)*

Installez-vous dans la posture du diamant (jour 1), en écartant un peu les jambes à la largeur des hanches.

Retournez vos orteils en basculant le corps vers l'avant afin de vous retrouver sur les genoux.

Placez la paume de vos mains sur votre sacrum, les doigts tournés vers le haut ou le bas, suivant ce qui est le plus confortable pour vous.

Rentrez vos coudes de sorte qu'ils restent parallèles au corps.

Poussez la poitrine vers le plafond en roulant vos épaules vers l'arrière. Enfin, relâchez la tête en arrière, si vous vous sentez à l'aise dans la posture.

jour 60

« Si une personne avance en confiance vers la réalisation de ses rêves et entreprend de vivre la vie telle qu'elle se l'est imaginée, elle ne pourra que trouver un succès inattendu dans les heures à venir. »
Henry David Thoreau, philosophe et poète américain (1817-1862)

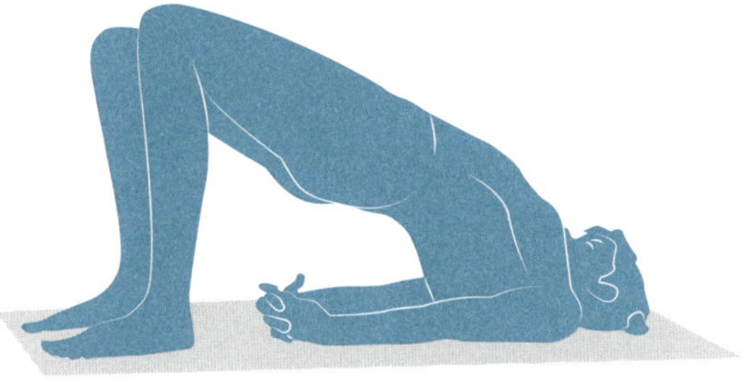

Posture du demi-pont, les mains jointes *(Ardha Setu Bandhasana)*

Reprenez la posture du demi-pont (jour 29).

Allongez-vous sur le dos et amenez vos pieds le plus près possible de vos fesses.

Sur l'inspiration, pressez les pieds contre le sol puis montez le bassin vers le ciel.

Tendez les bras sous votre dos, et joignez vos mains. Rentrez bien la tête, afin de libérer les omoplates au maximum.

Tenez de vingt à trente secondes, puis redescendez doucement, vertèbre après vertèbre.

jour 61

« Ce qui comptait pour lui, ce n'était pas le cadeau,
mais celui qui le donnait. »
Walter de la Mare, écrivain britannique (1873-1956)

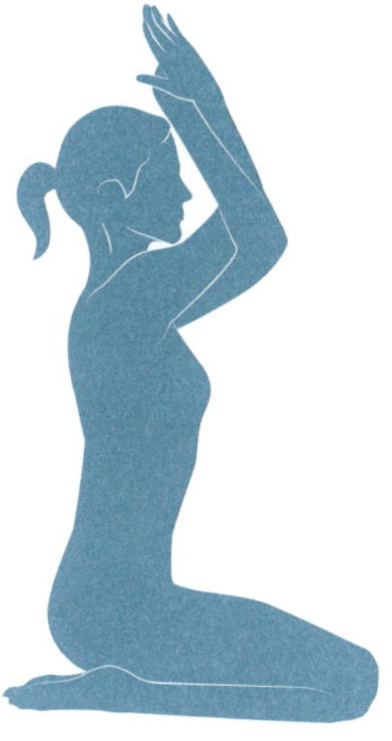

POSTURE DE L'AIGLE ASSIS *(GARUDASANA)*

Asseyez-vous dans la posture du diamant (jour 1).

Enroulez votre bras droit par le dessous autour de votre bras gauche. Poussez sur le dos de vos mains ou, si possible, poussez les paumes de vos mains l'une contre l'autre en tournant le bout des doigts vers le ciel.

Le haut de vos bras est parallèle au sol et vous éloignez les mains de votre visage pour vous permettre d'ouvrir vos épaules au maximum.

Maintenez la posture le temps de cinq respirations longues et profondes, en laissant votre corps se détendre.

Puis répétez l'enchaînement avec l'autre bras.

jour 62

« Un disciple demande à son maître :
– Maître, s'il vous plaît, quelle est la véritable histoire du bouddhisme ? Enseignez-moi.
– Tu as terminé ton repas ? demanda le maître.
– Oui, maître, j'ai terminé.
– Alors, va laver ton bol. »

Anecdote zen, attribuée au maître Josshu

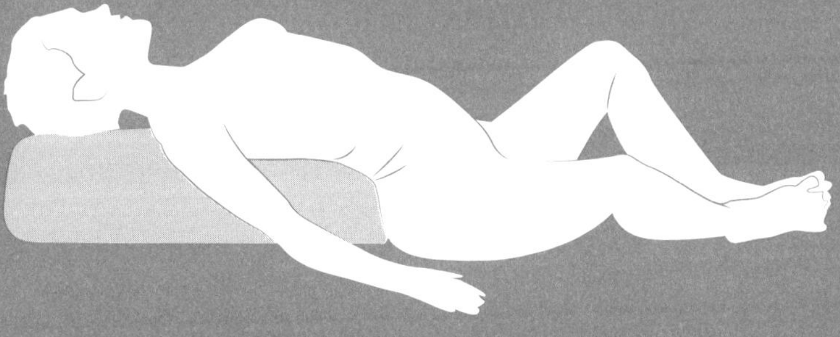

Posture de la déesse du sommeil *(Supta Baddha Konasana)*

Placez un traversin de yoga dans le bas de votre dos et allongez-vous lentement, afin de bien positionner votre dos et votre tête sur le coussin.

Puis pliez les jambes et ouvrez vos genoux en serrant les pieds l'un contre l'autre, vos bras étendus de chaque côté du corps.

Prenez cinq grandes respirations (plus si vous le souhaitez), et profitez de ce moment de pure détente pour libérer toutes les crispations que le corps a subies durant la journée.

C'est ma posture préférée pour soulager les tensions du bas du dos, et surtout des lombaires.

jour 63

« La terre ne peut rien voler, puisque tout vient d'elle. Les hommes se volent entre eux jusqu'au jour où la terre, à qui tout revient, ne distingue ni le voleur, ni le volé, ni l'objet du vol. »
Proverbe africain

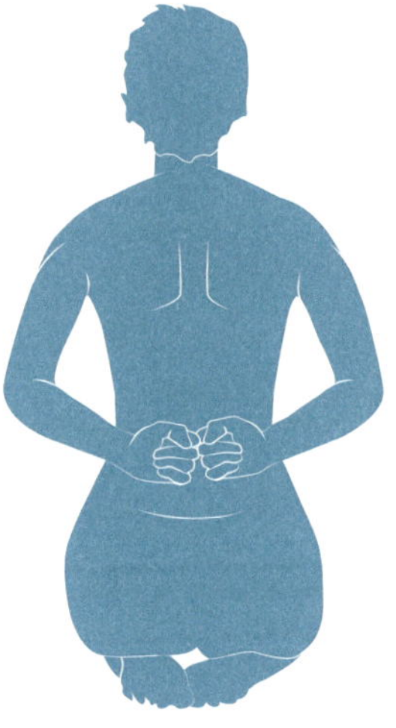

Posture du salut dans le dos *(Namaskar Mudra)*

Assis sur vos talons dans la posture du diamant (jour 1), joignez les poings derrière votre dos.

Si vos poignets vous le permettent, tentez de joindre les paumes des mains en pointant le bout des doigts vers le ciel, et tirez les coudes vers l'arrière pour ouvrir la cage thoracique et assouplir les épaules.

jour 64

« Dans cette quête, mon corps est mon arc, mon intelligence est ma flèche et ma cible est moi-même. »
B. K. S. Iyengar, maître de yoga indien (1918-2014)

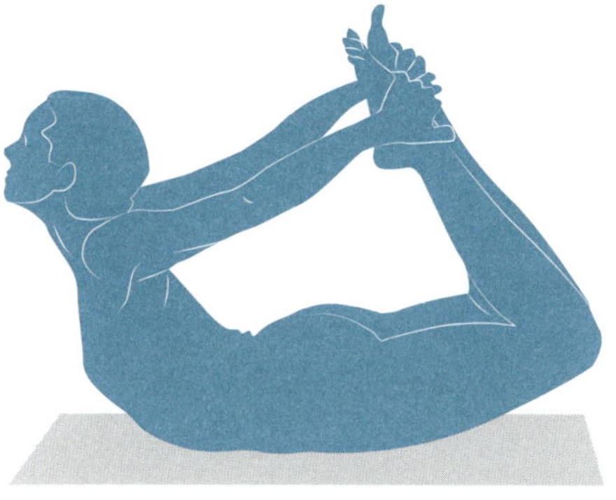

Posture de l'arc (*Dhanurasana*)

Allongez-vous à plat ventre, les bras le long du corps.

Pliez les genoux pour ramener les talons sur les fesses.

Attrapez vos chevilles et étirez le haut du corps en même temps que vous levez vos jambes afin de créer un arc.

Respirez lentement et régulièrement pendant tout l'exercice, tout en vous concentrant sur le bassin.

Demeurez dans la position aussi longtemps que cela ne devient pas trop pénible, sans toutefois exagérer.

Revenez lentement dans la position initiale, allongé sur le ventre.

jour 65

« Il y a des lieux dans le royaume de l'âme
qui gouvernent les cieux de ce monde. »
Sanaï, poète soufi (1050-1131)

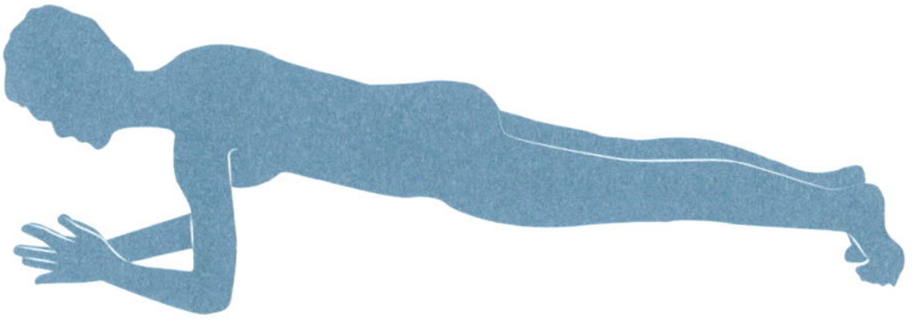

Posture de la planche sur les avant-bras (*Chaturanga Dandasana*)

Si vous avez déjà effectué la planche (jour 31), vous n'aurez aucune difficulté à reproduire cette posture, qui est sensiblement la même. À la différence près que les avant-bras sont posés au sol. Celle-ci est d'ailleurs recommandée si l'on a les poignets fragiles.

Installez-vous sur les avant-bras, en dessinant une ligne droite des pieds à la tête. Veillez à ce que vos fesses soient dans l'alignement de votre corps (ni trop hautes ni trop basses), afin de ne pas cambrer. Respirez profondément, pour faire circuler l'oxygène dans tout votre corps.

Gardez la posture durant une dizaine de secondes pour commencer. Quand vous vous sentirez suffisamment à l'aise, vous pourrez rester ainsi pendant dix respirations.

Si vous sentez votre corps trembler, c'est normal. Ne quittez pas brutalement la posture, et continuez quelques secondes en respirant profondément.

Si vous voulez renforcer vos abdominaux profonds (ceux que l'on sollicite le moins), cette posture est pour vous !

jour 66

« Deux choses pour lesquelles un homme ne devrait jamais se mettre en colère : ce pour quoi il aide, et ce pour quoi il ne peut aider. »
Thomas Fuller, historien britannique (1608-1661)

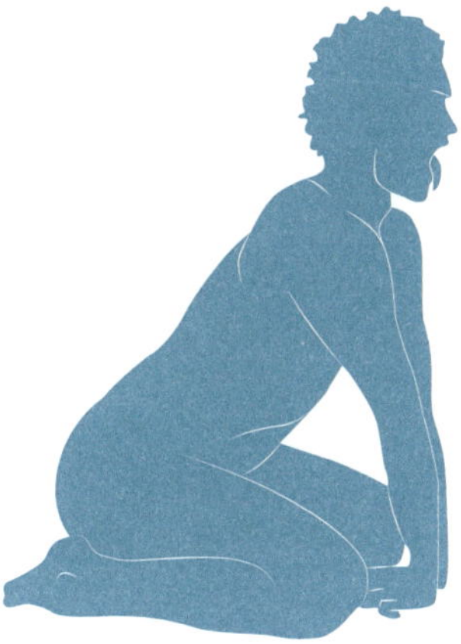

POSTURE DU LION *(SIMHASANA)*

Installez-vous dans la posture du diamant (jour 1). Vos genoux sont légèrement écartés, et vos mains sur vos cuisses.

Inspirez profondément, en avançant le haut du corps et en posant vos mains au sol, entre les genoux.

À l'expiration, tirez la langue vers le bas, et dirigez le regard vers le ciel.

Ouvrez grand les yeux et imitez le lion en poussant un rugissement libérateur. Lâchez-vous !

jour 67

« J'ai toujours deux listes : une des choses qui me rendent heureuse et une autre de celles qui me rendent malheureuse.
Il m'appartient de choisir sur laquelle je vais me concentrer. »
Anne Artur

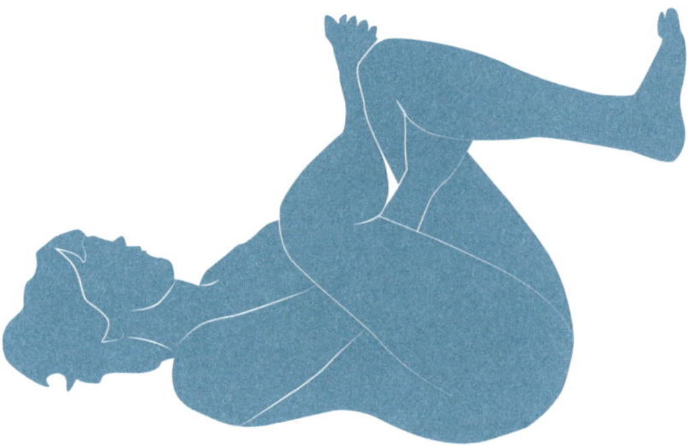

POSTURE DE LA TÊTE D'AIGUILLE *(SUCIRANDHRASANA)*

Allongez-vous sur le dos et ramenez vos jambes vers votre poitrine, en posture de libération des vents (jour 20).

Posez le côté extérieur du pied droit sur le genou de la jambe gauche. Entourez l'arrière de la cuisse de la jambe gauche de vos mains et maintenez la position jusqu'à sentir un étirement dans la hanche.

Puis changez de côté.

Cette posture est idéale si vous avez une sciatique.

jour 68

« Prétentieux que vous êtes, leur dis-je, qui suivez la danse des ombres sur les murs avec l'illusion de connaître... »
Antoine de Saint-Exupéry, écrivain et aviateur français (1900-1944)

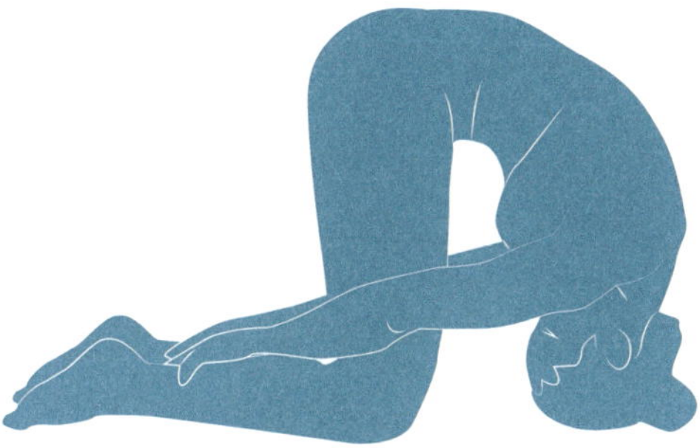

Posture du lièvre (*Shashankasana*)

Installez-vous dans la posture du diamant (jour 1) : les fesses sur les talons, la colonne vertébrale est alignée, du coccyx à la tête.

Prenez une grande inspiration. Sur l'expiration, penchez-vous en avant en arrondissant le dos. Posez le sommet de crâne au sol et ramenez les bras vers les pieds.

Détendez-vous, et sentez l'étirement qui s'opère dans le dos, jusqu'à la nuque.

Cette posture est idéale en cas de fatigue passagère, car elle offre une grande détente et améliore la concentration.

jour 69

« Nous gagnons notre vie avec ce que nous recevons,
mais nous lui donnons un sens avec ce que nous donnons. »
Winston Churchill, homme politique britannique (1874-1965)

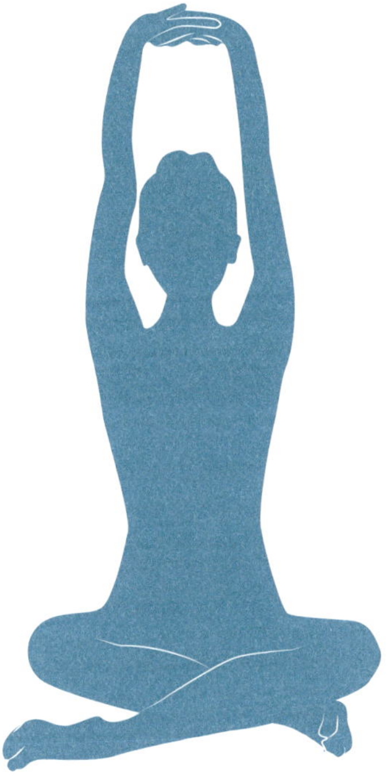

Posture de la montagne assise (*Parvatasana*)

Asseyez-vous dans la posture du tailleur (jour 34).

Sur une profonde inspiration, étirez vos bras au-dessus de votre tête, et entrelacez vos doigts en tournant les paumes des mains vers le plafond.

Restez ainsi le temps d'une respiration.

Puis sur l'expiration suivante, descendez lentement vos bras jusqu'à toucher le sol.

Recommencez trois à cinq fois de suite.

Cette posture permet une meilleure circulation du sang et aide votre cœur à travailler.

jour 70

« Comment pourrait-on parvenir à la perle en regardant simplement la mer ? Il faut un plongeur pour trouver la perle. »
Djalâl Ad-Dîn Rûmî, poète persan (1207-1273)

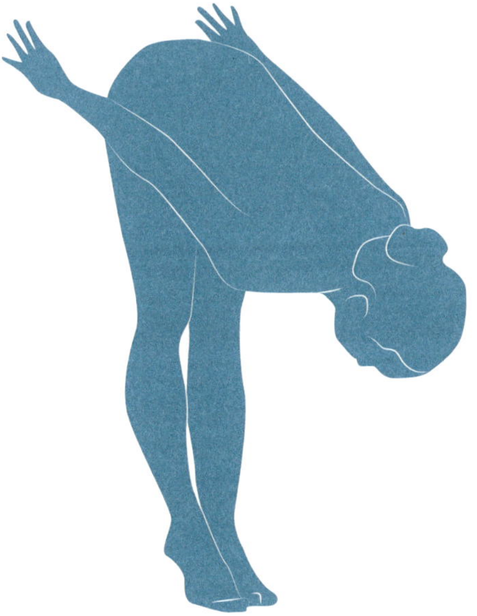

Posture du plongeur

Commencez dans la posture de la montagne (jour 23), les genoux légèrement fléchis.

Mettez-vous sur la pointe des pieds, puis penchez le haut du corps en avant, les bras le long du corps. Vos paumes des mains se font face.

Levez la tête de façon à regarder un point invisible à l'horizon.

Restez ainsi pendant trois longues respirations environ.

Cette posture est idéale pour renforcer la ceinture abdominale, car elle fait travailler le gainage en profondeur.

jour 71

« Tomber, c'est humain, se relever, c'est divin. »
Paroles d'un moine trappiste

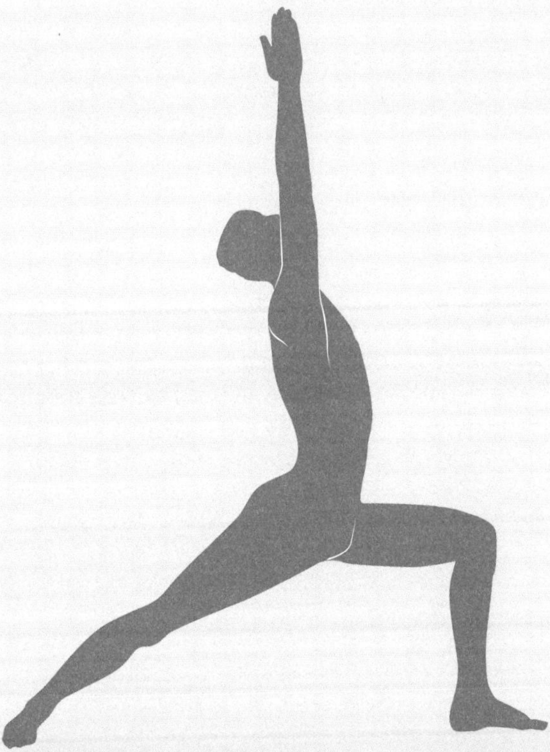

Posture du guerrier I (*Virabhadrasana I*)

Installez-vous dans la posture de la montagne (jour 23), les pieds parallèles, écartés de la largeur du bassin.

Faites un grand pas en avant, pour vous installer dans une petite fente. Pour cela, formez un angle droit avec la jambe gauche et tendez bien la jambe arrière, en veillant à ne pas cambrer le dos.

Expirez et pliez davantage le genou gauche en direction du petit orteil, sans toutefois dépasser le talon.

Étirez les bras vers le ciel en joignant vos mains, le bassin et le buste droits. Puis levez la tête dans la direction de vos mains.

Profitez de cette position pour fermer les yeux et sentir l'énergie qui circule dans tout votre corps.

Puis faites l'exercice de l'autre côté.

jour 72

« Le yoga est un art subtil,
qui cherche à exprimer les capacités de l'artiste
à leur maximum. Alors que la plupart des artistes ont besoin
d'un instrument, comme un pinceau ou bien un violon, afin de pouvoir
exprimer leur art, les seuls instruments
dont un yogi a besoin sont son corps et son mental.
Les sages d'autrefois comparaient le yoga à un arbre fruitier.
D'une seule graine naissent les racines,
le tronc, les branches et les feuilles. »
B. K. S. Iyengar, maître de yoga indien (1918-2014)

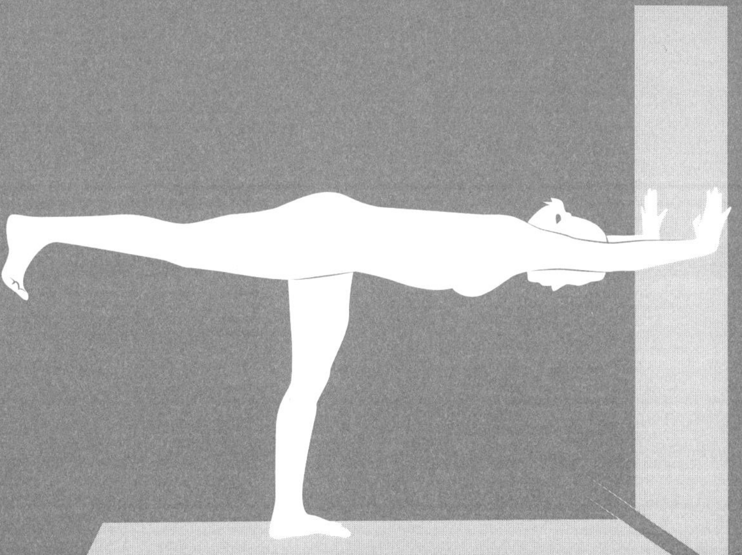

Posture du guerrier III, contre un mur *(Virabhadrasana III)*

Reprenez la posture du guerrier I (jour 71), et basculez en avant en posant les mains au mur. Le pied à terre est ouvert à 45 degrés environ. Le dos reste bien droit.

Restez dans cette position le temps de trente secondes à une minute, en veillant à mettre la même intensité d'effort dans chacune des deux jambes.

Expirez, et revenez en guerrier I.

Exécutez la posture avec l'autre jambe.

Cette posture fait travailler l'équilibre, ainsi que les muscles des épaules et du dos.

jour 73

« Le souffle, c'est la conscience, et la conscience, c'est le souffle.
Car tous deux résident ensemble dans le corps et le quittent ensemble. »
Extrait de Kaushitaki Upanishad

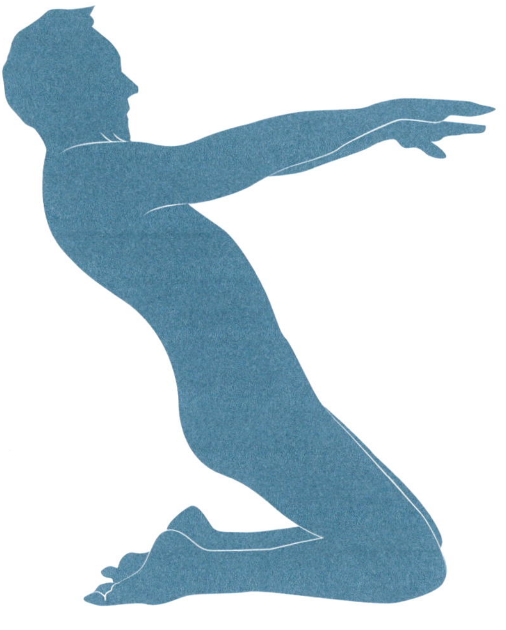

Posture du roseau (*Vamcasana*)

Installez-vous sur les genoux, les orteils allongés ou retournés, selon votre souplesse, et les genoux écartés de la largeur de vos hanches.

Les mains sur les cuisses, fixez du regard un point face à vous.

Inspirez en levant les bras à l'horizontale.

À l'expiration, penchez-vous vers l'arrière, en planche, en laissant les cuisses s'approcher des talons. Vos bras et vos doigts, très tendus, facilitent la descente, car ils font contrepoids.

Le regard toujours fixe, descendez le menton contre le sternum, en maintenant le dos bien droit.

Enfin, revenez dans la posture initiale, sur une dernière expiration.

jour 74

« La pratique du yoga comprend le corps, l'esprit et l'âme. Elle porte toujours ses fruits et donne à ceux qui l'exercent ce qu'ils cherchent. »
Sri Tirumalai Krishnamacharya, philosophe indien (1888-1989)

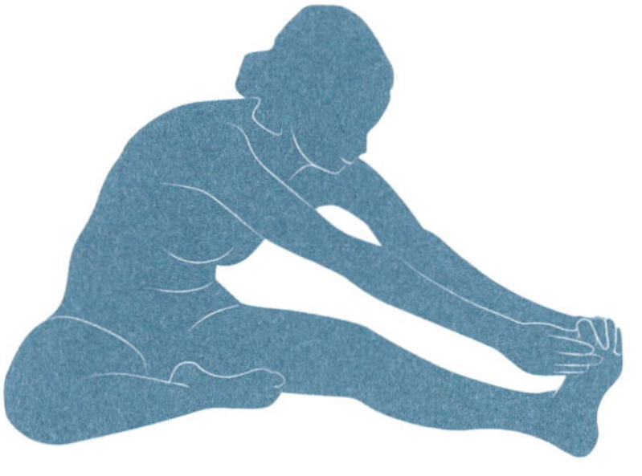

Posture de la tête au genou, assis *(Janu Sirsasana)*

Installez-vous dans la posture du tailleur (jour 34).

Allongez la jambe gauche en laissant la droite repliée, appuyée contre la cuisse gauche.

Assurez-vous que votre bassin est bien en place. Pour cela, vous pouvez ajuster la position en faisant des petits mouvements avec vos hanches.

Étirez d'abord le buste vers l'avant, dans un dos plat, puis vers le sol, en veillant à ce que la tête reste dans l'alignement de la colonne vertébrale.

La jambe gauche est tendue, le pied flex. Aidez-vous des mains pour travailler l'étirement du dos. L'objectif n'est pas de descendre à tout prix, mais d'étirer le dos, ainsi que les muscles à l'arrière des cuisses.

Vous pouvez plier vos bras, en gardant bien les épaules descendues.

À chaque respiration, vous sentirez votre haut du corps se détendre petit à petit. Restez dans cette posture une trentaine de secondes, le temps que l'étirement fasse effet.

Revenez dans la posture initiale en dos plat.

Faites à nouveau l'exercice avec l'autre jambe.

jour 75

« À partir du moment où nous savons que la vie est difficile,
que nous le comprenons, alors elle ne l'est plus :
une fois accepté, ce fait n'importe plus. »
Scott Peck, psychiatre américain (1936-2005)

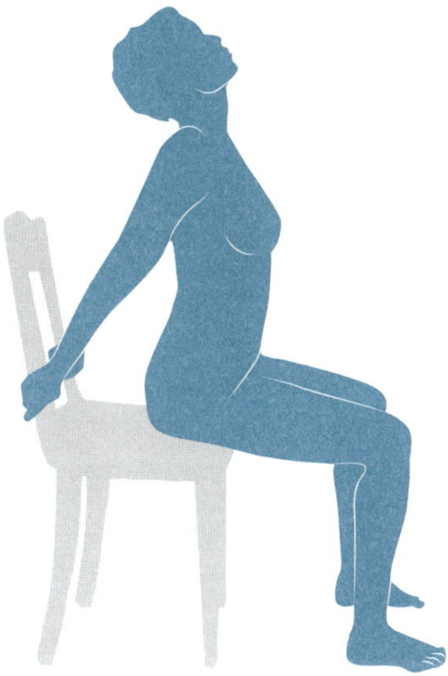

Posture d'extension du dos sur une chaise

Asseyez-vous au bord de votre chaise, les pieds à la largeur des hanches. Puis attrapez la partie inférieure du dossier.

À l'inspiration, soulevez la poitrine, en regardant vers le ciel.

Puis revenez dans la position initiale sur l'expiration, le dos droit, et le regard de face.

jour 76

« Avoir conscience de ce qui se présente à moi implique une double attention : faire taire le familier et accueillir l'inconnu. »
Sam Keen, écrivain et philosophe américain (1931-)

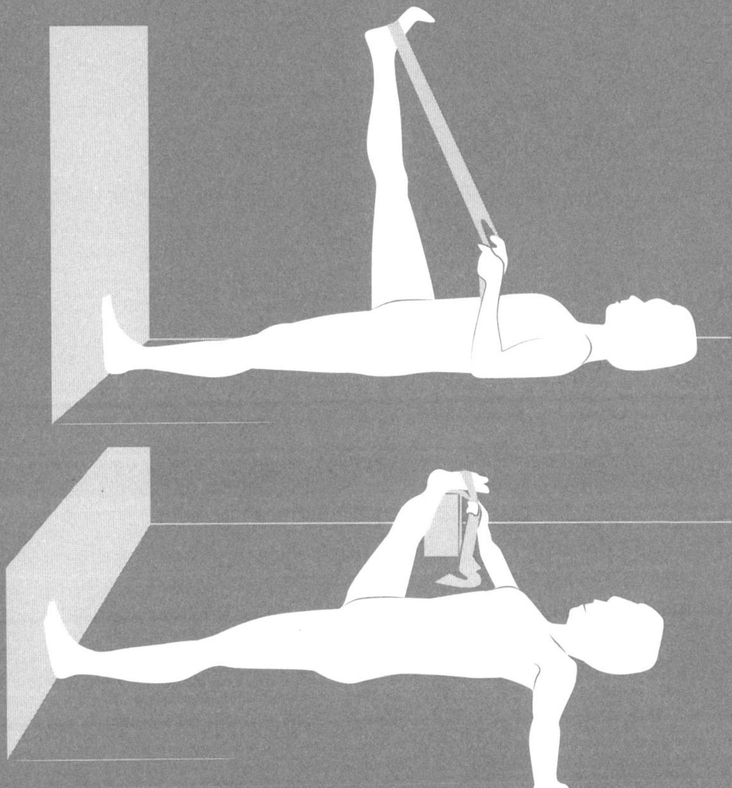

Posture allongée pied en main *(Supta Padangusthasana)*

Allongez-vous sur le sol, en position de détente.

Placez une ceinture ou une écharpe autour de la plante de votre pied droit.

Levez la jambe droite à la verticale, tout en gardant la jambe gauche tendue au sol.

Aidez-vous de l'accessoire pour tirer davantage la jambe vers vous, en douceur, puis ouvrez-la sur le côté.

Maintenez l'étirement pendant soixante à quatre-vingt-dix secondes.

Puis changez de jambe.

jour 77

« Tout au long de la vie, il faut continuer à apprendre à vivre.
Et ce qui vous étonnera encore plus c'est que, tout au long de la vie,
il faut apprendre à mourir. »
Sénèque, philosophe, dramaturge (ca. 4 av. J.-C.-65 ap. J.-C.)

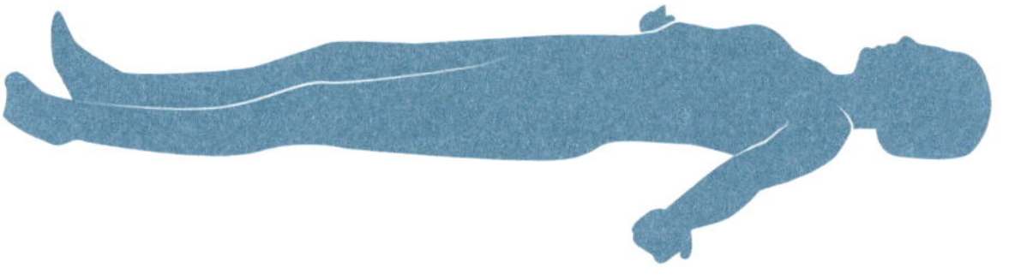

Posture du cadavre (*Shavasana*)

Allongez-vous sur le dos, les yeux fermés, en position de détente.

Les bras le long du corps, paume des mains vers le ciel, les jambes légèrement écartées, soyez à l'écoute de votre respiration.

Cette posture vous permet nombre d'exercices de relaxation, notamment le « scan corporel ». Analysez toutes les parties de votre corps, des orteils jusqu'au sommet du crâne, en passant par les mollets, les cuisses, les fesses, le ventre, les bras, le thorax, le visage, etc.

Vous déplacez un petit œil interne, qui prend le temps de se poser à chaque endroit et dénoue les zones tendues.

B. K. S. Iyengar disait que cette posture était la plus difficile… Quand votre mental partira au galop, vous comprendrez pourquoi !

jour 78

« Seul le travail est votre privilège, et non les fruits qui en résultent. »
Extrait du poème hindou Bhagavad-Gita

Posture des huit points *(Astangasana)*

Partez en planche.

En expirant, pliez les coudes et les genoux et amenez le menton, la poitrine, les genoux au sol en gardant le bassin soulevé vers le ciel.

Comptez huit points de contact entre votre corps et le sol.

jour 79

« Le yoga m'a permis de comprendre que je n'étais pas en compétition avec les autres, mais seulement avec moi-même. »
Paroles d'un prisonnier (San Quentin, États-Unis)

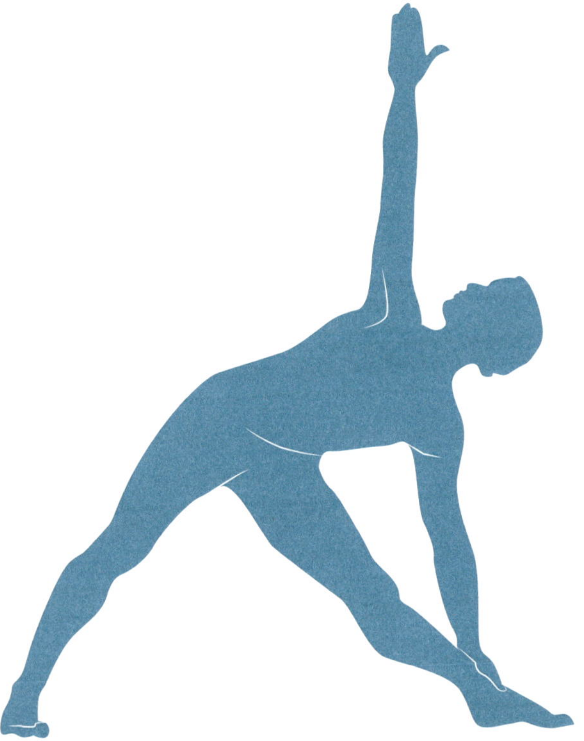

Posture du triangle (*Trikonasana*)

Installez-vous dans la posture de la montagne (jour 23), les pieds joints.

Sur une expiration, écartez les jambes de un mètre environ, en rentrant légèrement le pied droit vers l'intérieur. Le pied gauche fait un angle de 90 degrés par rapport à la jambe.

Essayez d'aligner le talon gauche avec le talon droit, en maintenant les hanches de face.

Prenez une grande inspiration, en montant les bras en croix, paumes des mains vers le sol.

Sur l'expiration, descendez le haut du corps latéralement, en faisant glisser la main gauche le long de la jambe.

Arrêtez-vous lorsque votre main touche la cheville (le tibia ou le genou, selon votre souplesse).

Votre bras droit, toujours à la verticale, est étiré au maximum.

Dans une nouvelle expiration, tournez votre regard vers la main levée.

Restez dans la position durant cinq respirations régulières, puis changez de côté.

jour 80

« Nous sommes des êtres spirituels ayant une expérience humaine. »
Pierre Teilhard de Chardin,
théologien et philosophe français (1881-1955)

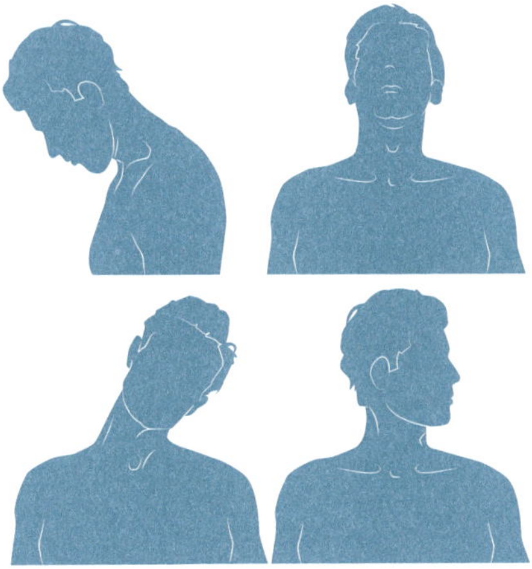

Posture de relaxation de la tête

Asseyez-vous dans une position confortable, en tailleur sur le sol, ou bien sur une chaise.

Sur une expiration, penchez la tête en avant. Relevez la tête sur l'inspiration suivante.

Sur une nouvelle expiration, penchez la tête à gauche. Revenez en inspirant. Puis penchez la tête à droite, avant de revenir de face.

Expirez, et tournez la tête à gauche. Inspirez, et revenez. Puis tournez la tête à droite.

Prenez le temps de bien respirer entre chaque nouveau cycle.

Vous pouvez pratiquer cet exercice au bureau comme à la maison. Il offre calme et détente, et permet de dénouer les tensions au niveau des cervicales.

jour 81

« Il faut être fidèle à soi-même pour se faire exister au-delà des illusions et des désirs, des personnages que l'on s'imagine être. »
Jean-Philippe Ravoux, philosophe français

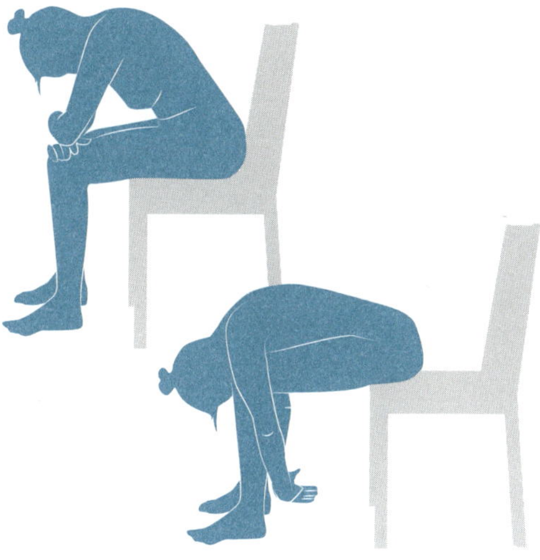

Flexion avant sur une chaise

Installez-vous sur une chaise, le dos droit, les genoux et les pieds écartés de la largeur du bassin, les mains sur les genoux. Inspirez en allongeant le dos et le sommet du crâne vers le ciel.

À l'expiration, déposez le haut du corps sur vos jambes, sans forcer le mouvement. Votre ventre épouse vos cuisses, vos bras sont relâchés.

Restez dans la position le temps de quelques respirations calmes et profondes ; laissez votre dos s'assouplir et vos omoplates s'ouvrir petit à petit.

Pour revenir dans la position initiale, aidez-vous de vos mains que vous posez sur vos genoux.

jour 82

« Si votre vie quotidienne vous paraît pauvre, ne l'accusez pas ; accusez-vous plutôt, dites-vous que vous n'êtes pas assez poète pour en convoquer les richesses. »
Rainer Maria Rilke, écrivain et poète autrichien (1875-1926)

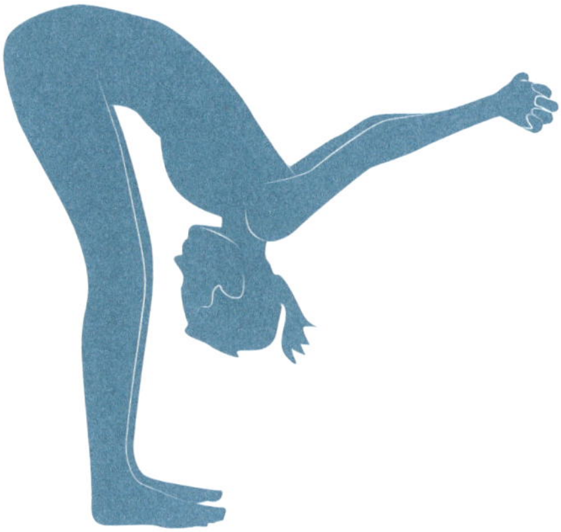

Posture de la cigogne, variante (*Uttanasana*)

Partez de la posture du jour 48, mains nouées derrière le dos.

Sur une expiration, relâchez la tête et basculez les bras, tendus, par-dessus votre dos.

À mesure que vous inspirez et expirez, votre tête descend petit à petit, en direction des pieds.

Vous pouvez plier les genoux pour une meilleure aisance de votre bassin. Ainsi, votre tête descendra davantage, sans effort.

Pour revenir dans la position initiale, remontez en dos plat, la tête dans le prolongement de la colonne vertébrale, en vous aidant du poids de vos mains, qui tirent vers l'arrière.

jour 83

« On envoie de l'amour à ceux qui voudraient faire du mal, et l'énergie qu'ils déploient se répercute sur eux-mêmes. Les pensées malfaisantes qu'ils ont envoyées dépeignent la nature inférieure de chaque homme combattant avec ce qu'il croit bien être son ennemi.
En réalité, ils se battent contre l'image de leur propre moi inférieur. »
Baird Thomas Spalding, écrivain américain (1872-1953)

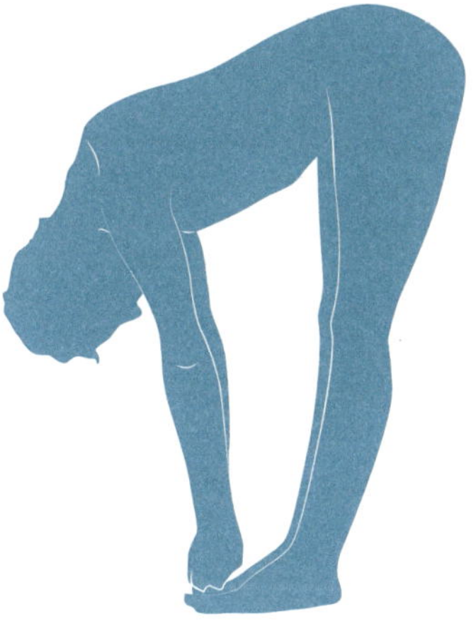

POSTURE DU GROS ORTEIL *(PADANGUSTHASANA)*

Penchez-vous en avant sur une expiration, puis attrapez vos gros orteils.

Vous pouvez vous aider d'une sangle que vous installerez sous la plante des pieds, ou encore plier les genoux, si la position vous est trop difficile.

Dans une nouvelle expiration, laissez tomber la tête entre vos genoux en tirant sur vos orteils sans toutefois les lever du sol, et pliez les coudes.

jour 84

« Mes dépressions sont des périodes de transition pour moi. Je regarde mes périodes de bas comme des préparations à un changement profond, même si, sur le moment, je n'en suis pas toujours conscient. »
Anonyme

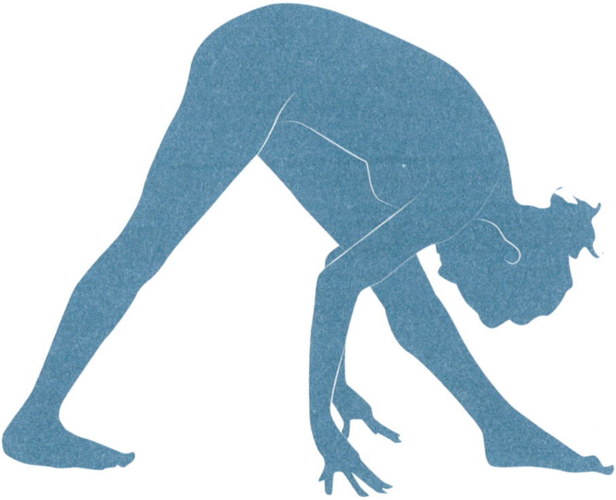

Posture de l'étirement latéral *(Parsvottanasana)*

Partez de la posture de la montagne (jour 23).

Inspirez, et montez les bras au-dessus de la tête en faisant un grand pas en avant. Le pied arrière s'ouvre à 45 degrés.

Expirez, en penchant le haut du corps vers l'avant, sans forcer. Si vous le pouvez, posez vos mains au sol, ou bien sur votre tibia.

Respirez profondément en restant dans cette position tout le temps que vous le désirez.

En fonction de votre souplesse, vous pouvez fléchir la jambe de devant.

Puis changez de côté.

jour 85

« Le secret du recevoir est dans le donner. Le secret du donner est dans le recevoir. Donc, l'âme qui a et qui donne reçoit. Mais l'âme qui n'a pas reçu ne sait peut-être pas comment donner. Montrez-lui le chemin. »
Goswami Kriyananda, penseur roumain (1926-2013)

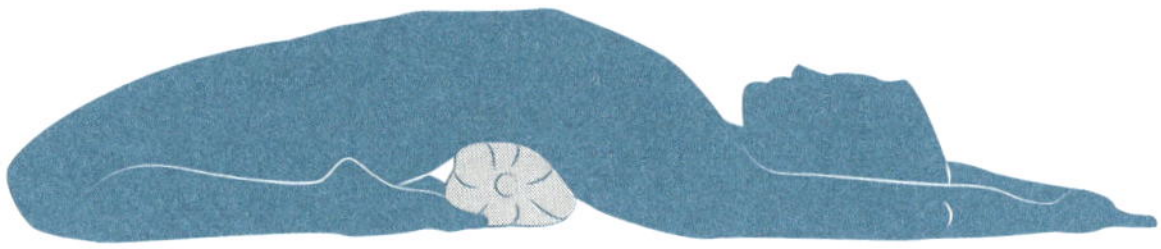

Posture du diamant couché *(Supta Vajrasana)*

Asseyez-vous dans la posture du diamant (jour 1). Profitez de ce moment pour vous détendre et respirer profondément.

Puis placez vos coudes au sol derrière vous.

Couchez le dos lentement sur un traversin. Détendez-vous, appréciez l'étirement dans le bas du dos.

Une fois que vous êtes bien étiré, revenez à la verticale en faisant rouler votre corps sur le côté.

Si vous avez des difficultés à parfaire cette posture, vous pouvez glisser vos pieds de chaque côté des fesses et placer vos mains de chaque côté du corps.

Cette posture est idéale en cas de douleurs dans le bas ou le milieu du dos.

jour 86

« Les hommes qui se sont éveillés vivent tous dans le même monde,
ceux qui dorment encore vivent dans deux mondes. »
Héraclite, philosophe grec (ca. 520 av. J.-C.-ca. 460 av. J.-C.)

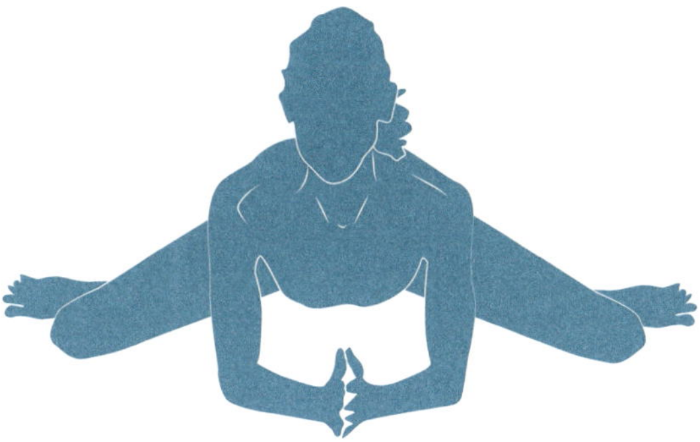

Posture de la grenouille *(Bhekasana)*

Asseyez-vous en posture du diamant (jour 1), puis éloignez au maximum les genoux l'un de l'autre, sans bouger vos pieds.

Penchez le haut du corps en avant, en faisant glisser vos mains devant vous, jusqu'à ce que votre poitrine touche le sol.

Prenez le temps de plusieurs respirations, tout en essayant de basculer le bassin vers le bas et vers l'avant, sans cambrer le dos.

Enfin, revenez à la position initiale.

Cette posture fait travailler la souplesse des hanches et des adducteurs.

jour 87

« Ne soyez pas la victime des situations,
soyez le disciple des situations. »
Yvan Amar, écrivain français (1950-1999)

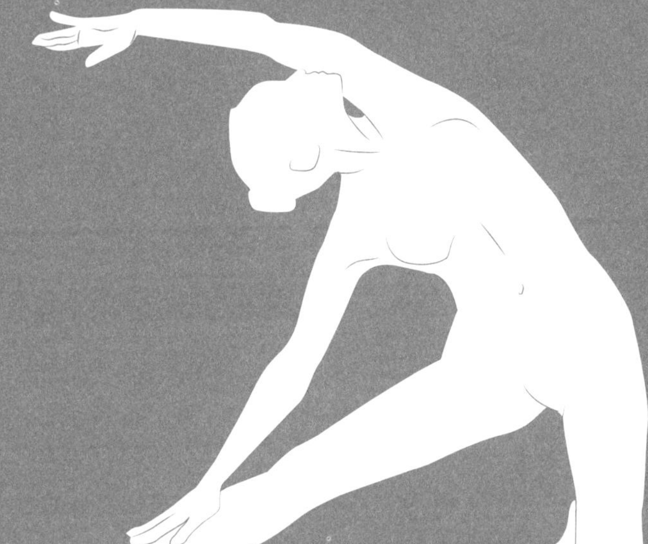

Posture de la charnière (*Parighasana*)

Installez-vous dans la posture du diamant (jour 1), puis tendez la jambe droite sur le côté.

Posez la main gauche sur votre cuisse gauche, et la main droite sur votre genou droit – ou le mollet, si votre souplesse vous le permet.

Inspirez en levant le bras gauche.

À l'expiration, étirez votre bras sur le côté droit, et tournez la tête pour fixer un point dans le ciel.

Prenez trois à cinq respirations dans cette posture.

Sur une nouvelle inspiration, remontez lentement votre dos, tout en fixant toujours le point.

Sur l'expiration, faites un grand arc de cercle avec le bras gauche pour reposer la main sur la cuisse.

Faites de même de l'autre côté.

jour 88

« La frustration, la tension due au désir ressenti comme un manque à combler vous a exilés de votre vraie nature, qui est complètement heureuse. »
Arnaud Desjardins, écrivain et spirituel français (1925-2011)

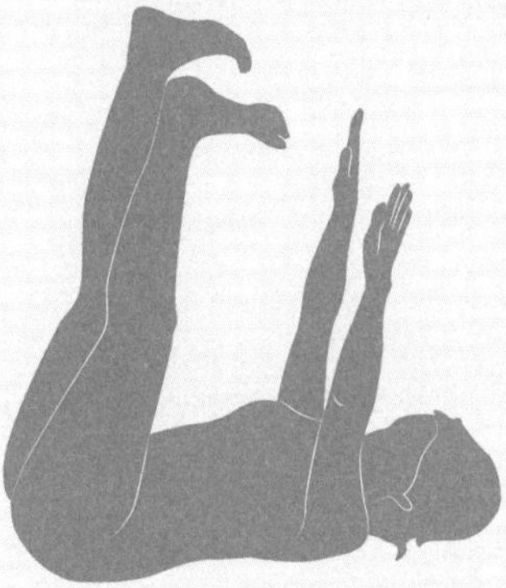

Posture de la table inversée simple

Allongez-vous, les bras le long du corps, et profitez de ce moment de détente pendant quelques respirations. Dans cette posture, vous allez synchroniser chaque mouvement avec le souffle.

Inspirez, glissez les bras le long du sol, au-dessus de votre tête, et pliez vos jambes en gardant les pieds au sol.

Expirez, repliez les jambes sur le ventre.

Inspirez, tendez les jambes à la verticale. Veillez à bien garder votre dos plaqué au sol.

Expirez, montez les bras vers le ciel.

Maintenez votre dos bien à plat sur le sol durant toute la posture.

Restez ainsi durant quelques respirations, et revenez dans la position initiale, en décomposant le mouvement.

jour 89

« Vos pensées sont des citations, vos émotions sont des imitations, vos actions sont des caricatures. »
Swami Prajnanpad, maître indien (1891-1974)

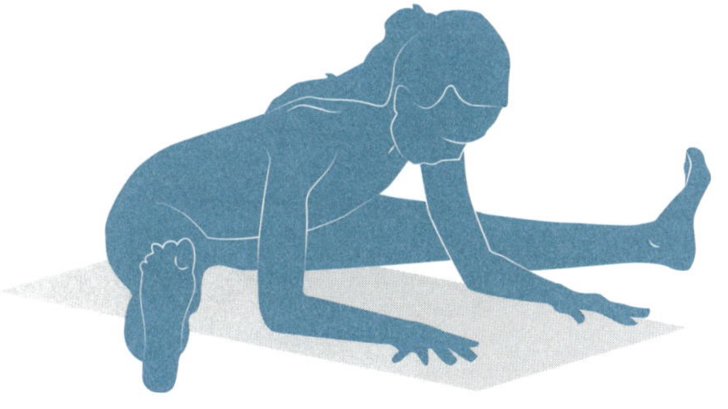

Posture de l'angle ouvert (*Upavistha Konasana*)

Asseyez-vous sur le sol et écartez les jambes, pour former un angle de 90 degrés environ, selon votre souplesse.

Posez les coudes et les avant-bras au sol, paumes des mains bien à plat entre les jambes, et, dans le même temps, pointez les orteils vers le haut, pieds flex.

Descendez votre dos lentement en le gardant bien droit, jusqu'à l'étirement.

Prenez quelques respirations dans cette posture, puis remontez le dos en position de détente.

Cette posture étire l'arrière des jambes et permet d'ouvrir le bassin.

jour 90

« La plus grave des fautes est de faire le mal en sachant où est le bien. »
Mata Amritanandamayi, dite Amma,
penseuse et philanthrope indienne (1953-)

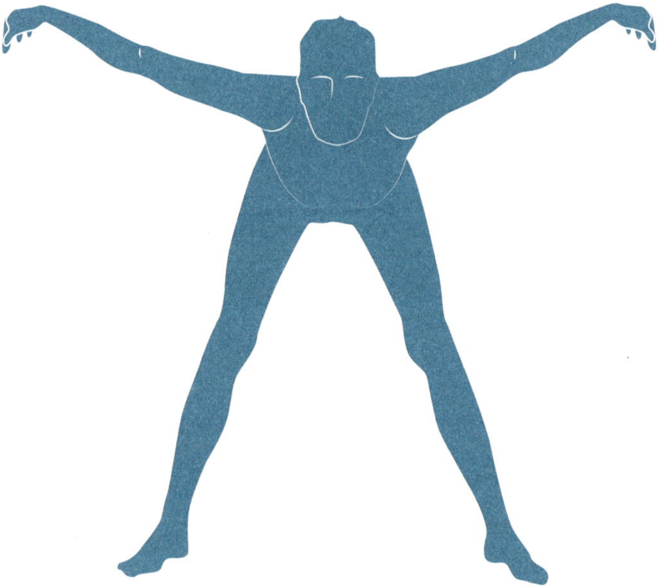

Posture de la mouette *(Asvatthasana)*

Installez-vous debout, les jambes écartées, les bras détendus.

Inspirez en levant les bras de chaque côté du corps à l'horizontale, paumes vers le bas.

Stoppez votre respiration durant deux à cinq secondes.

Expirez, en penchant le buste en avant. Veillez à garder le dos plat, les fesses vont naturellement partir vers l'arrière pour faire contrepoids.

Les bras sont à l'horizontale, les mains légèrement plus haut que les épaules, et le menton est rentré afin de permettre à la nuque de s'étirer.

Restez dans cette position durant trois à six respirations.

Sur une inspiration, revenez dans la position initiale en ramenant le bassin vers l'avant, sans cambrer.

Prenez une grande inspiration, puis expirez généreusement pour faire redescendre les bras le long du corps.

jour 91

« La religion est pour ceux qui ont peur de l'enfer.
La spiritualité est pour ceux qui y sont déjà allés. »
Lee Stringer, écrivain américain (1949-)

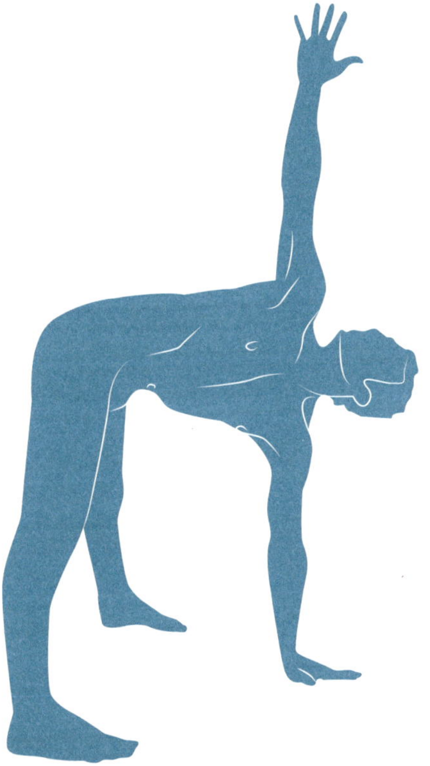

Posture d'étirement, jambes écartées en torsion

(Parivrtta Prasarita Padottanasana)

Vous êtes debout, les jambes écartées et tendues.

Sur l'expiration, descendez le buste en dos plat, en prenant appui sur le sol avec les mains.

Pour vous mettre en torsion, gardez une main au sol pendant que vous relevez l'autre bras.

Tournez votre regard vers le plafond et ouvrez l'épaule au maximum.

Prenez cinq respirations dans la position, puis changez de bras.

jour 92

« Ce n'est pas la mort, mais le risque d'être vivant et d'exprimer qui l'on est vraiment qui suscite la peur la plus importante. Être simplement soi-même, voilà ce que l'on redoute le plus. »
Don Miguel Ruiz, chamane et écrivain mexicain (1952-)

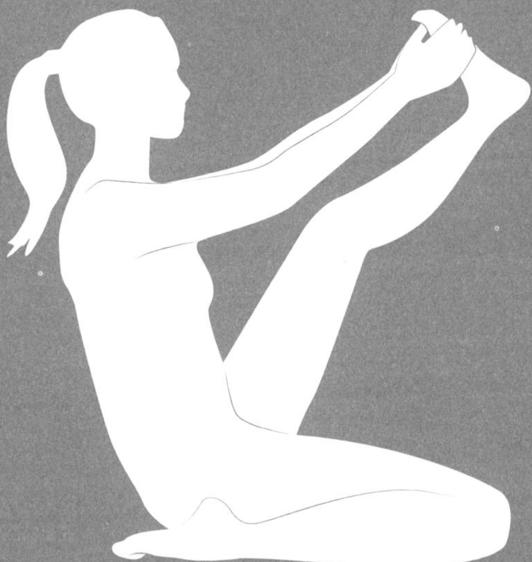

POSTURE DU HÉRON *(PARIVRTTA KROUNCHASANA)*

Asseyez-vous dans la posture du bâton (jour 17).

Fléchissez le genou gauche et ramenez le pied droit à côté de la hanche, le cou-de-pied à plat. Vous pouvez vous asseoir en tailleur, si votre souplesse ne vous permet pas de tenir la position.

Attrapez votre pied gauche à deux mains pour amener votre genou légèrement plié vers la poitrine. Vous pouvez utiliser une sangle pour faciliter cet étirement.

Gardez la jambe pliée et sentez l'étirement dans le bas du dos. Si vous êtes à l'aise, vous pouvez tendre la jambe en maintenant le pied flex et les orteils vers vous, pour étirer l'arrière du mollet.

Maintenez la position pendant vingt à trente secondes, le dos bien droit, en respirant profondément.

Reposez la jambe gauche, et allongez la jambe droite en avant pour refaire l'exercice de l'autre côté.

jour 93

« Je ne saurai rien vous révéler qui puisse, en quelques minutes, vous apprendre comment être riche. Mais je peux vous dire comment vous sentir riche, ce qui vaut bien mieux, laissez-moi vous l'affirmer en connaissance de cause, que de l'être. Soyez reconnaissant [...]. C'est le seul plan totalement fiable pour devenir vite riche. »
Ben Stein, cinéaste et compositeur américain (1944-)

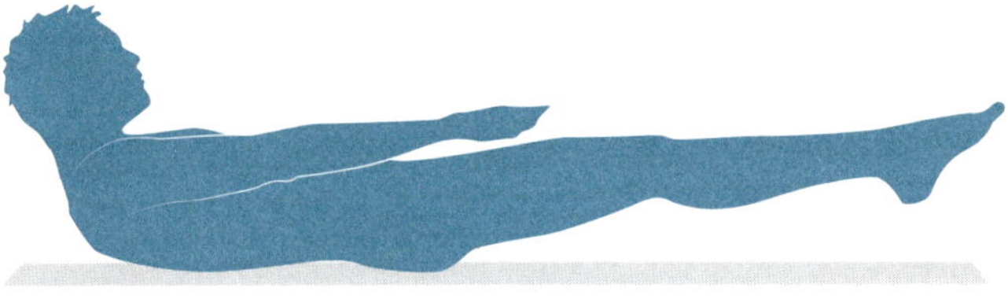

Posture basse du bateau *(Naukasana)*

Allongez-vous sur le dos, les bras le long du corps.

Élevez les deux pieds au-dessus du sol, jambes tendues.

À l'inspiration, remontez légèrement le buste, rentrez le menton, et tendez les bras devant vous, les paumes des mains à plat vers les cuisses.

Faites trois à quatre respirations dans cette position, puis revenez dans la position de détente initiale.

Refaites ce mouvement cinq à six fois.

jour 94

« C'est pourquoi je puis dire de cet homme vénérable que, toujours attentif à veiller sur lui-même, ne laissant pas distraire au-dehors le regard de son âme, il habitait avec lui-même. »
Saint Grégoire le Grand, au sujet de saint Benoît, homme d'Église (ca. 540-604)

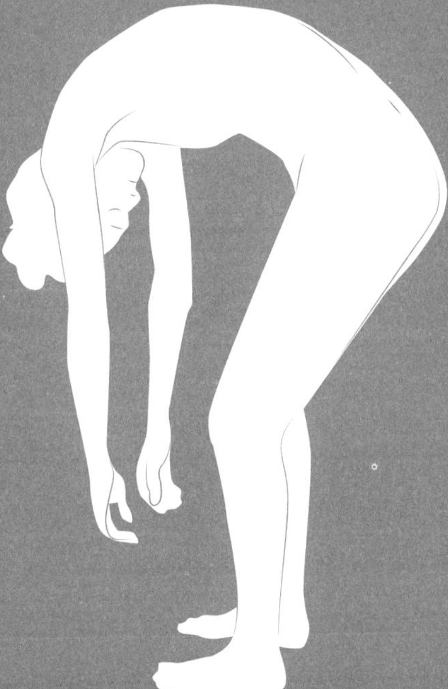

Posture de la poupée de chiffon

Placez-vous en posture de la montagne (jour 23), les pieds parallèles écartés de la largeur du bassin.

Arrondissez le dos et penchez-vous vers l'avant, la tête en premier.

Restez quelques secondes dans cette position, en prêtant une attention particulière à la décontraction des épaules, des bras, du dos et de la nuque. Profitez de ce moment de détente pour respirer naturellement, en laissant votre dos descendre davantage à chaque nouvelle respiration.

Quand vous vous sentez prêt à remonter, pliez légèrement les genoux, et déroulez lentement le dos, vertèbre après vertèbre, la tête en dernier.

Cette posture est idéale pour le dos, car elle offre une détente totale.

jour 95

« Que vous soyez un homme ou une femme, votre véritable humanité ne se révélera que lorsque les vertus féminines et masculines en vous seront équilibrées. »
Mata Amritanandamayi, dite Amma,
penseuse et philanthrope indienne (1953-)

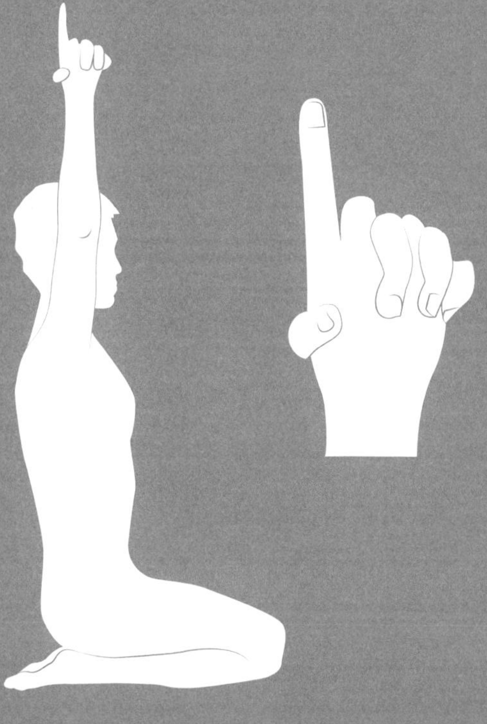

Posture de la montagne assise, variante *(Parvatasana)*

Installez-vous dans la posture du diamant (jour 1) ou, si vous préférez, en posture du tailleur (jour 34).

Inspirez profondément tout en levant vos bras au-dessus de votre tête. Crochetez vos mains, les paumes l'une contre l'autre, les index pointés vers le ciel.

Retenez votre souffle tout en gardant vos bras tendus.

Quand vous vous sentez prêt, descendez vos bras et expirez lentement.

Recommencez en inversant l'accrochage de vos mains.

Effectuez cette posture trois à cinq fois de suite.

jour 96

« De l'irréel, conduis-moi au réel. »
Extrait des Upanishad

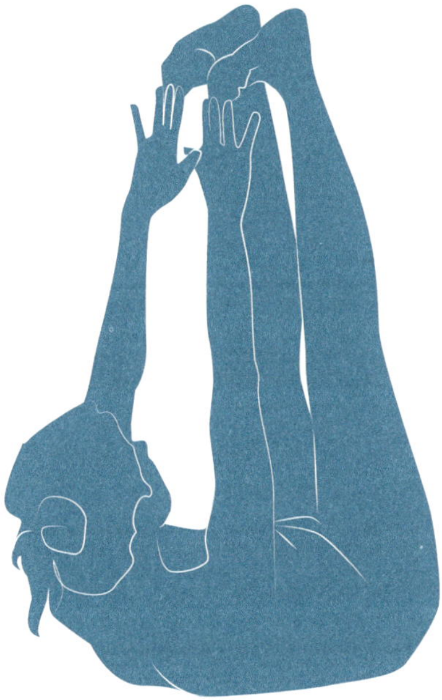

POSTURE DE LA TABLE INVERSÉE, VARIANTE *(UBHAYA PADANGUSTHASANA)*

Allongez-vous sur le dos et reprenez le déroulé de la posture de la table inversée (jour 88), en synchronisant la respiration avec chaque mouvement.

Une fois vos jambes et vos bras à la verticale, décollez les épaules et la tête du sol et attrapez vos orteils.

Prenez cinq à dix respirations dans cette position.

jour 97

« Ne blesse pas les autres avec ce qui te fait souffrir toi-même. »
Bouddha

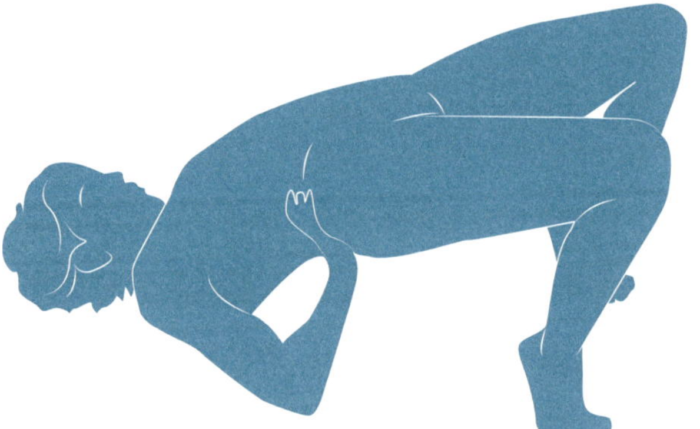

Posture du demi-pont, avec les talons levés *(Ardha Setu Bandhasana)*

Allongez-vous dans la posture du demi-pont (jour 29), les genoux pliés, les pieds écartés de la largeur du bassin, et le dos bien ancré au sol.

Rapprochez les talons des fesses.

Sur l'inspiration, posez vos mains sur vos hanches et levez le bassin le plus haut possible, jusqu'à lever les talons.

Pour cet exercice, privilégiez une respiration ventrale.

Restez dans cette position pendant quelques respirations.

Expirez, et ramenez le dos au sol, lentement, vertèbre après vertèbre, en commençant par le haut du dos.

jour 98

« La pire des prisons est celle dans laquelle l'esprit peut s'enfermer,
se figer et nous séparer du vivant, de la vie.
S'évader de cette prison-là est la plus essentielle des évasions. »
Michel Vaujour, braqueur français (1951-)

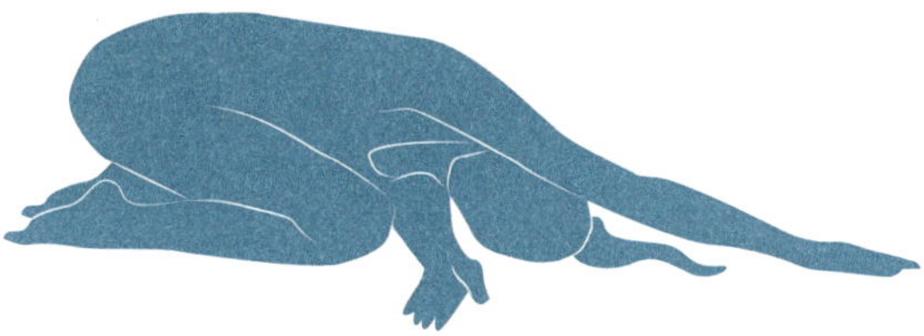

Posture de l'aiguille enfilée *(Parsva Balasana)*

Comme son nom l'indique en sanscrit, il s'agit d'une variante de la posture de l'enfant (Balasana), du jour 4. Reprenez donc la position, en étirant vos bras au-dessus de votre tête.

Puis glissez le bras gauche sous votre corps, vers la droite, en amenant l'épaule et la tempe gauche au sol.

La main droite reste tendue, mais pour un étirement plus en profondeur, vous pouvez la rapprocher de l'oreille.

Prenez au moins trois respirations profondes avant de changer de côté.

Cette posture étire les épaules.

jour 99

« Être heureux, c'est poursuivre sans cesse des désirs tous réalisés. »
Thomas Hobbes, philosophe britannique (1588-1679)

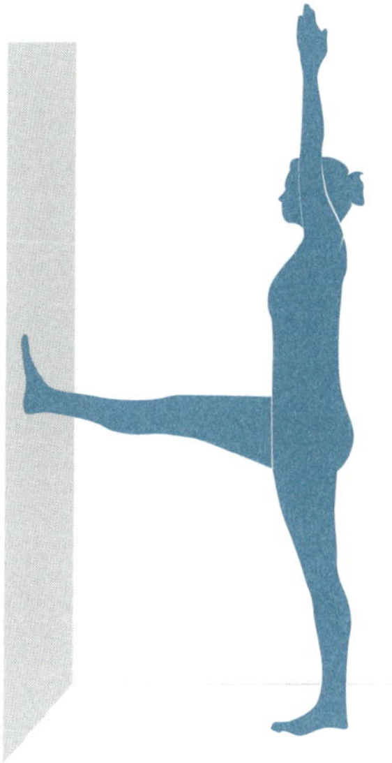

Posture de la jambe tendue *(Utthita Hasta Padangusthasana I)*

Partez de la posture de la montagne (jour 23). Placez-vous face à un mur et trouvez la bonne distance pour tendre une jambe.

Pliez la jambe droite et tendez-la en mettant le pied à plat contre le mur pour former une équerre avec vos jambes.

À l'expiration, montez vos bras vers le ciel en maintenant votre regard devant vous. Répartissez une pression égale dans les deux jambes.

La respiration vous aide à garder l'équilibre. Maintenez la position pendant trente secondes et descendez le pied sur une expiration. Faites de même de l'autre côté.

jour 100

« Tenir un discours qui ne blesse pas, qui est véridique, plaisant autant qu'utile, ou bien s'entraîner à la récitation personnelle, voilà ce que l'on appelle l'austérité "verbale". Aspirer à la sérénité et à la bienveillance, observer le silence, se discipliner et garder ses intentions pures, c'est ce qu'on nomme l'austérité "mentale". »

Extrait de Bhagavad-Gita, chant XVII

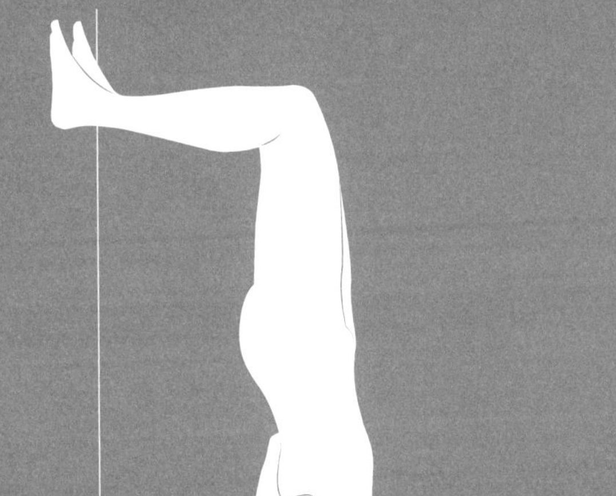

Posture de la chandelle inversée, pieds au mur *(Sarvangasana)*

Avant de commencer, disposez un coussin rectangulaire sous vos épaules et vos coudes, afin de soulager les vertèbres cervicales.

À l'inspiration, soulevez les jambes, tendues sans raideur, les mains posées sur le tapis. Soulevez ensuite les fesses et portez les mains dans le dos au niveau des lombaires.

Tout le corps repose sur les bras, les épaules et la nuque.

Pliez les jambes à 90 degrés et placez vos pieds à plat contre le mur, en gardant les mains dans le dos.

Cette posture a des bienfaits régénérants sur tout l'organisme.

jour 101

« Le mental fluctue et entraîne la peur.
Nous devons nous élever au-dessus du mode mental
afin d'atteindre la mobilité maximale du corps. »
B. K. S. Iyengar, maître de yoga indien (1918-2014)

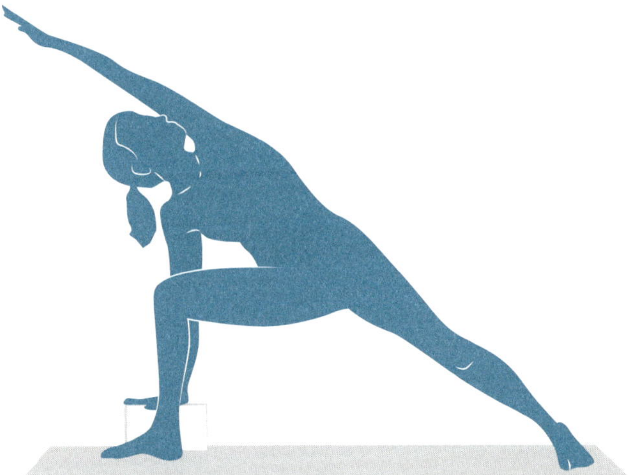

Posture de l'angle étiré latéral *(Parshva Konasana)*

Installez-vous dans la posture de la montagne (jour 23).

Avancez le pied droit en petite fente, et faites une rotation pour ouvrir vos hanches en position latérale.

Pliez le genou de devant à 90 degrés, de façon qu'il se trouve au-dessus du talon.

Le pied de la jambe gauche, qui est tendue, doit rester bien à plat sur le sol.

Inspirez et étirez votre bras gauche au-dessus de l'oreille.

Tendez bien le bras jusqu'au bout des doigts et tournez votre regard vers le ciel.

Restez dans cette position le temps de cinq respirations, et reprenez la posture de l'autre côté.

jour 102

« Le Guru ne crée pas la connaissance, mais il écarte les obstacles qui nous empêchent d'acquérir cette connaissance. »
Abhijata Sridhar, professeure de yoga

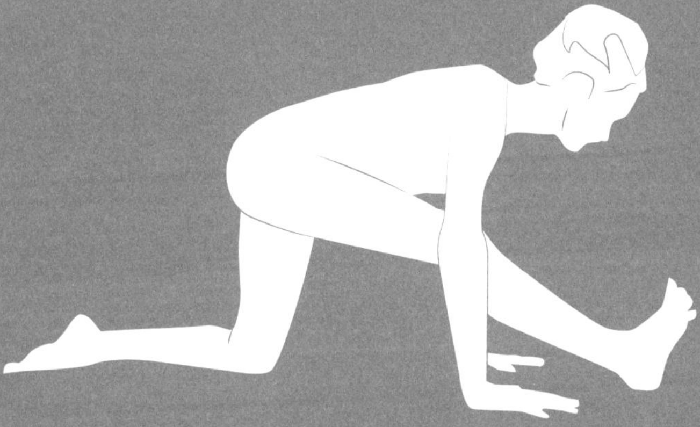

Demi-posture du dieu singe *(Ardha Hanumanasana)*

Installez-vous dans la posture de la fente basse (jour 33). Placez le pied droit en avant entre vos mains.

Fléchissez vos orteils vers vous. Penchez progressivement le buste vers l'avant en gardant le dos droit. Vous pouvez plier le genou de devant si vous ressentez quelque douleur.

Restez ainsi pendant trois respirations profondes et répétez la posture de l'autre côté.

jour 103

« Toute difficulté offre une chance de se surpasser. »
Duke Ellington, jazzman américain (1899-1974)

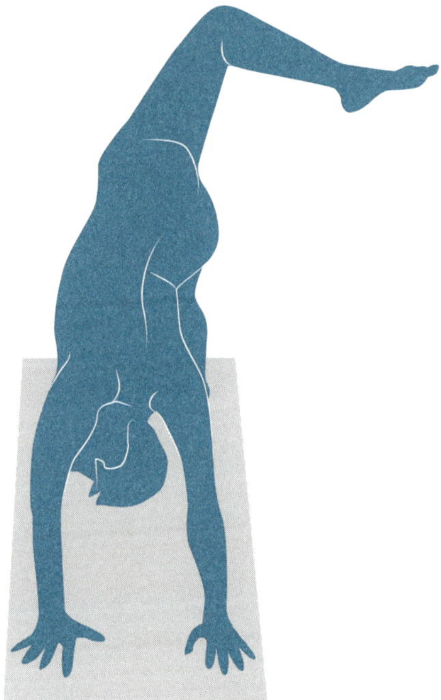

Posture du grand écart hanche ouverte

Partez de la posture du chien tête en bas (jour 15), les pieds et les mains bien ancrés au sol.

Levez la jambe droite vers le ciel, puis pliez le genou droit en ouvrant la hanche sur le côté, tout en gardant les épaules face aux mains.

Prenez cinq respirations, puis changez de côté.

C'est une excellente préparation pour enchaîner sur les postures des deux jours suivants.

jour 104

« Le but de la vie est le développement personnel.
Parvenir à une parfaite réalisation de sa nature,
c'est pour cela que nous sommes tous ici. »
Oscar Wilde, écrivain britannique (1854-1900)

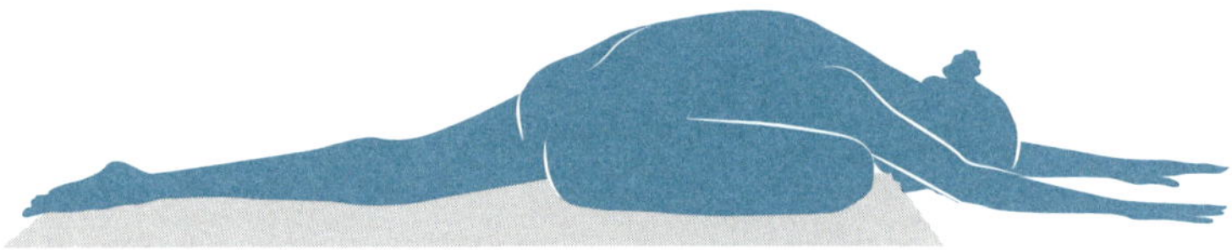

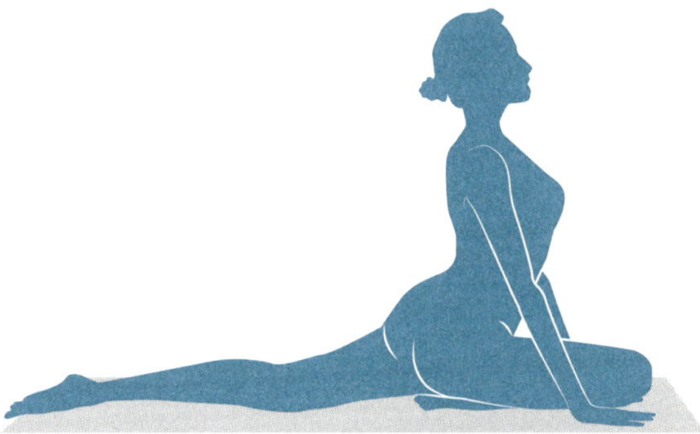

Posture du lézard dressé *(Utthan Pristhasana)*

Partez de la posture du pigeon (jour 21).

Inclinez-vous vers l'avant – sans relâcher le dos –, afin que votre front touche le sol. Vos bras sont étirés au-dessus de la tête.

Restez ainsi pendant plusieurs respirations régulières et profondes.

Puis posez les mains de chaque côté des épaules et redressez-vous avec le dos plat, en partant du thorax.

jour 105

« Lorsque la pratique repose sur des principes fondamentaux,
il n'y a pas de pratique physique, de pratique physiologique,
psychologique, mentale, émotionnelle ou encore intellectuelle.
Tout est unifié, comme le sel dissous dans l'eau.
C'est cela, le yoga. Le yoga est union. »
Prashant Iyengar, professeur de yoga (1949-)

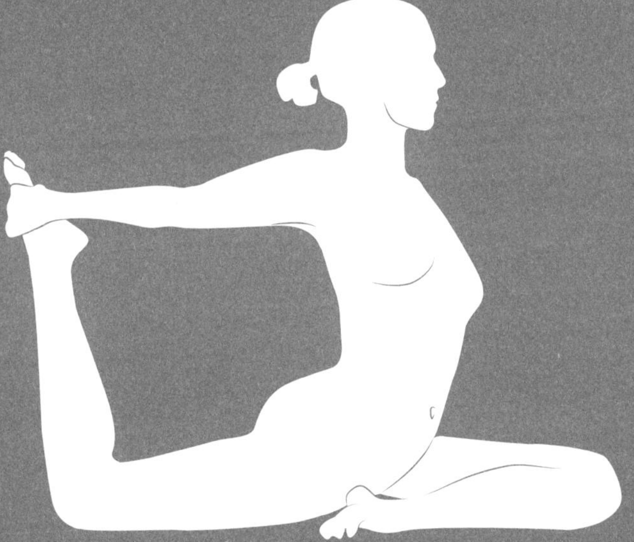

Posture du pigeon royal *(Rajakapotasana)*

Commencez dans la posture du jour précédent.

Levez la jambe arrière, puis attrapez votre pied de la main du même côté. La main opposée est posée sur la cuisse ou au sol.

Attrapez le bord externe du pied avec votre main, et essayez d'avancer la jambe vers la fesse, puis de l'éloigner le plus possible, en restant dans l'alignement de la cuisse.

Attrapez ensuite le bord interne du pied au niveau du gros orteil, et pratiquez les mêmes mouvements.

Refaites l'enchaînement de l'autre côté.

Cette posture apaise les tensions émotionnelles.

jour 106

« Il nous faut faire choix d'un homme de bien et l'avoir constamment devant nos yeux de manière à vivre comme sous son regard et à régler toutes nos actions comme s'il les voyait. »
Sénèque, philosophe, dramaturge (ca. 4 av. J.-C.-65 ap. J.-C.)

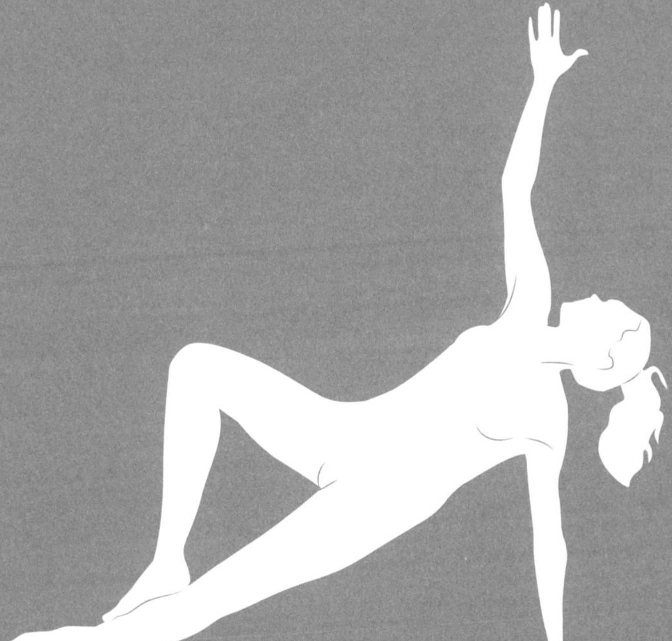

POSTURE DE VARIATION DE LA PLANCHE LATÉRALE *(VASISTHASANA)*

Installez-vous dans la posture de la planche (jour 31), les pieds à peine écartés.

Ajustez les mains à plat sur le sol, sous le menton, et montez les hanches pour créer une ligne des épaules jusqu'aux pieds.

Pivotez vos pieds vers la droite, ainsi que les genoux et les hanches, tout en levant le bras droit à la verticale. Les jambes sont collées l'une contre l'autre.

Posez ensuite votre pied droit sur le mollet de la jambe de terre, puis portez votre regard sur le bras tendu.

Revenez lentement dans la position initiale, puis refaites le mouvement de l'autre côté.

jour 107

« Le mal a des ailes, et le bien va à pas de tortue. »
Voltaire, écrivain et philosophe français (1694-1778)

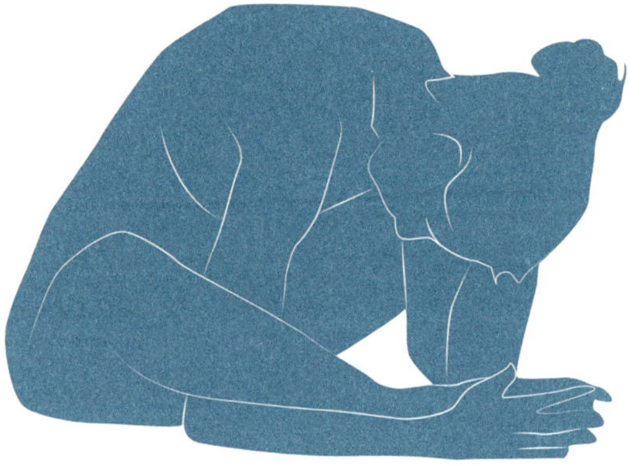

Posture de la tortue (*Kurmasana*)

Asseyez-vous en pliant les jambes devant vous, vos plantes de pieds l'une contre l'autre.

Attrapez vos chevilles en faisant un mouvement du bassin pour que celui-ci bascule vers l'avant.

Posez vos poignets sous vos chevilles et saisissez les cous-de-pied avec les mains, les coudes au sol.

Détendez-vous complètement, vous allez sentir votre dos descendre davantage vers les pieds à chaque nouvelle respiration.

Cette posture vous aide à équilibrer votre force intérieure et extérieure.

jour 108

« Si votre seule prière en cette vie était "merci", cela suffirait. »
Maître Eckhart, théologien et philosophe allemand (ca. 1260-1328)

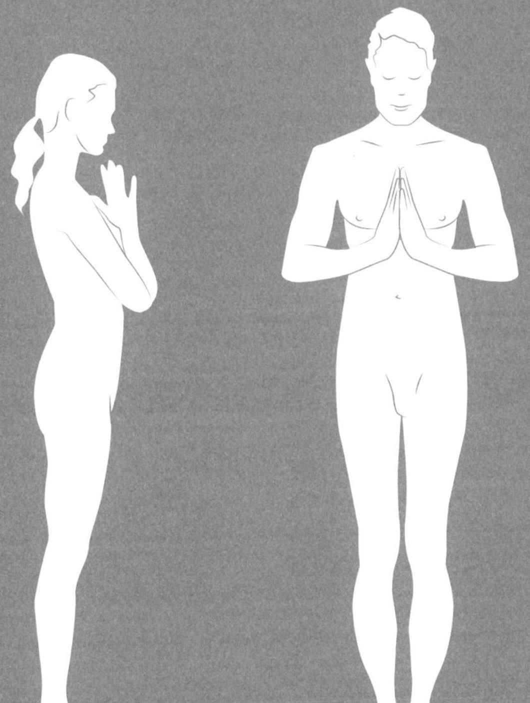

Posture debout *(Samasthiti)*

Vous êtes debout, les pieds joints.

À l'inspiration, amenez les mains en prière au niveau du sternum.

Puis expirez.

En silence, remerciez toutes les personnes qui vous ont inspiré sur votre chemin.

Cette posture symbolise l'équilibre entre la droite et la gauche, l'avant et l'arrière. Elle permet d'« être parfaitement au centre ».

Conclusion

Si certaines de ces postures et de ces pensées vous ont fait du bien, alors surtout n'hésitez pas, pratiquez. Soyez curieux. Laissez de côté les préjugés, les jugements hâtifs et les apparences. Allez au-delà.

J'ai moi-même opposé de la résistance, pensant que le yoga était une secte ou n'était réservé qu'à des clowns… extrêmement souples. Mais non ! Cette pratique m'a au contraire appris à éveiller mon corps, puis mon esprit à l'inconnu, et c'est devenu mon quotidien. Aujourd'hui, j'essaie autant que possible d'adopter ces enseignements dans ma vie courante.

Sinon, si ce n'est que pour son propre et unique petit monde, cela ne sert à rien. C'est souvent difficile, voire pénible. Mais il y a aussi de vrais moments de grâce et de plénitude. Le but n'est pas de devenir parfait, mais seulement de progresser. Pas à pas. Jour après jour…

Remerciements

Je tiens à remercier tous ceux qui m'ont tourné le dos, car ils m'ont appris à pardonner, et tous ceux qui m'ont ouvert leurs bras, car ils m'ont appris à donner.

Merci également à mes amis yogis : Anne-Charlotte Vuccino, Thérèse Poulsen, Corine et Faeq Biria, Julien Cailleux, André Rivoire, Maryam Askari, Arnaud Caby, Helen Giovanello, Florence Dugowson, Philippe Garnier, Gilles Deromedi, Élise Abreu, Élodie Garamond, Nico Roenpagel.

Merci enfin à mes amis éditeurs : Marion Salort, Maïté Ferracci, Margaux Mersié, Sylvie Arhab.

Table

* En bleu, les postures repères du livre.

Direction d'ouvrage : Maïté Ferracci, Margaux Mersié, Marion Salort

Conception graphique : Gilles Legleye

Réalisation : Press Prod

Fabrication : Christian Toanen, Nikola Savic

Achevé d'imprimer en Espagne

Dépôt légal : juin 2017

ISBN : 972-2-7499-3321-4

LAF : 2414